DE

L'INFLUENCE DU RÊVE

SUR LE DÉLIRE

(ESSAI DE PSYCHO-PHYSIOLOGIE)

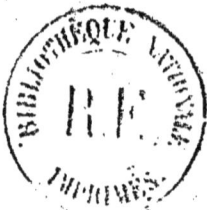

PAR

ÉTIENNE JOURDAN

DOCTEUR EN MÉDECINE

EX-INTERNE DE L'ASILE DES ALIÉNÉS DE MARSEILLE

MONTPELLIER

IMPRIMERIE Gustave FIRMIN et MONTANE

Rue Ferdinand-Fabre et quai du Verdanson

—

1901

DE

L'INFLUENCE DU RÊVE

SUR LE DÉLIRE

(ESSAI DE PSYCHO-PHYSIOLOGIE)

PAR

ÉTIENNE JOURDAN

DOCTEUR EN MÉDECINE

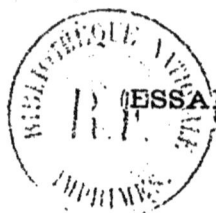

MONTPELLIER

IMPRIMERIE Gustave FIRMIN et MONTANE

Rue Ferdinand-Fabre et quai du Verdanson

—

1901

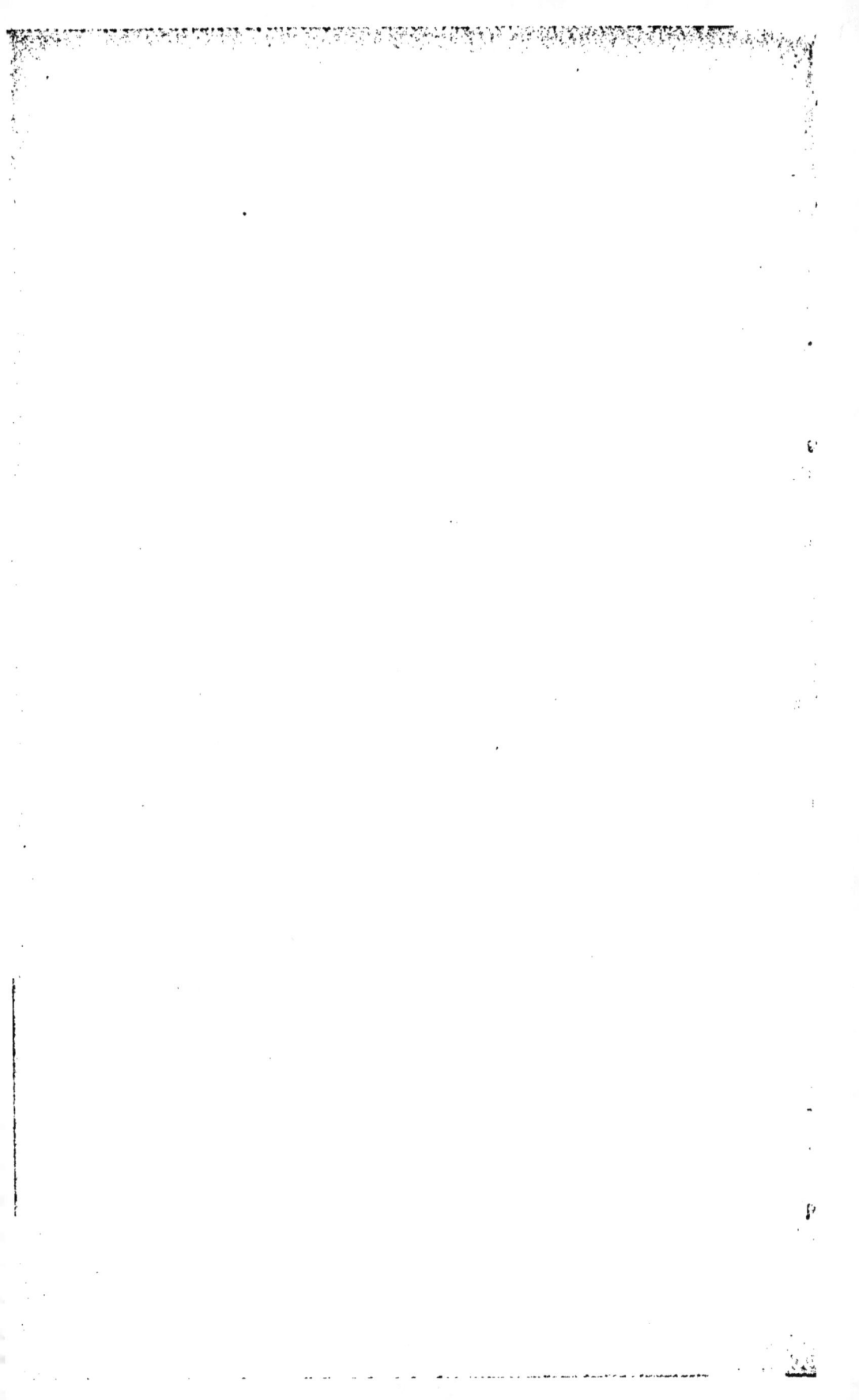

A MON PÈRE

Faible témoignage d'affection profonde

E. JOURDAN

PRÉFACE

L'idée de notre travail nous a été donnée par M. le professeur Mairet. Nous sommes heureux de lui exprimer toute notre reconnaissance pour les bontés qu'il n'a cessé de nous manifester durant le temps, trop court, où nous avons pu suivre ses savantes leçons. Nous tenons à l'assurer que nous n'oublierons jamais l'accueil qu'il nous a fait, et nous ne saurions trop le remercier de vouloir bien accepter la présidence de notre thèse.

On peut s'étonner de ce que le sujet que nous traitons a plutôt les apparences d'une œuvre philosophique que médicale. C'est qu'on n'a pas encore l'habitude de considérer les maladies psychiques comme l'expression, la plus haute peut-être, des troubles pathologiques de l'organisme. C'est que les traditions, les erreurs qui se sont transmises d'âge en âge sont encore très profondément enracinées chez la plupart d'entre nous. On ne brûle plus les sorciers, mais on a toujours une tendance à voir, dans les manifestations psychiques, l'influence d'une puissance occulte qui imprime à ces manifestations un caractère surnaturel. Pour bien des gens, l'aliéné est encore un possédé et on voit difficilement en lui un malade, au même titre qu'un cardiaque ou un typhique. On ne peut encore croire que dans le dérangement mental il n'y a pas

autre chose qu'un trouble, qu'une lésion organique. Dans
tous les phénomènes psychiques, il y a une part d'inconnu
que les esprits, même les plus cultivés, ont peine à expliquer
par des causes toutes physiques. Et cependant les découvertes
histologiques et physiologiques tendent bien à nous prouver
que l'aliénation mentale a sa cause la plus prochaine dans
l'altération anatomique des centres nerveux ! La Nature est
une et non multiple ; à l'origine des manifestations biologiques les plus diverses on trouve toujours une même cause.
Les processus biologiques sont identiques qu'il s'agisse du
cerveau ou du cœur, il n'y a de différence que dans la spécialisation, la différenciation des fonctions. La psychologie
n'est plus de la philosophie, mais l'expression biologique de
l'activité nerveuse, de même que la fonction glycogénique
du foie est l'expression biologique de l'activité de la cellule
hépatique. L'étude des troubles mentaux repose sur la
psychologie, comme les troubles de la fonction hépatique
reposent sur la physiologie du foie. L'aliénation mentale n'est
qu'une branche de la pathologie, la plus attachante peut-
être, la plus troublante parce que la plus inconnue. Il ne
faut voir dans les phénomènes psychiques, au point de vue
scientifique, que l'expression de l'activité normale ou morbide du cerveau et rien de plus. Les savants, les médecins
n'ont pas, suivant l'expression de M. le professeur Mairet,
à rechercher l'essence même des choses, ils n'ont qu'à
s'occuper des conditions biologiques de leur réalisation.

C'est là ce que nous avons essayé de faire en nous appuyant,
pour rechercher la nature et la genèse du rêve et du délire,
sur la psycho-physiologie. Le sujet était bien vaste pour nous,
aussi n'avons-nous pas la prétention d'avoir fait une œuvre
parfaite, nous n'avons, pour cela, ni le savoir ni le talent.
Tout ce que nous demandons c'est qu'on ne voie, dans ce

travail, qu'un effort fait vers la connaissance des phénomènes les plus attachants et les plus troublants qui soient.....

Il nous reste maintenant, un devoir bien agréable à remplir : c'est d'exprimer notre profonde reconnaissance à tous ceux qui, à des titres divers, aussi bien à l'Ecole de médecine qu'aux hôpitaux, qu'à l'asile des aliénés de Marseille, nous ont initié à l'art si difficile d'observer et de penser.

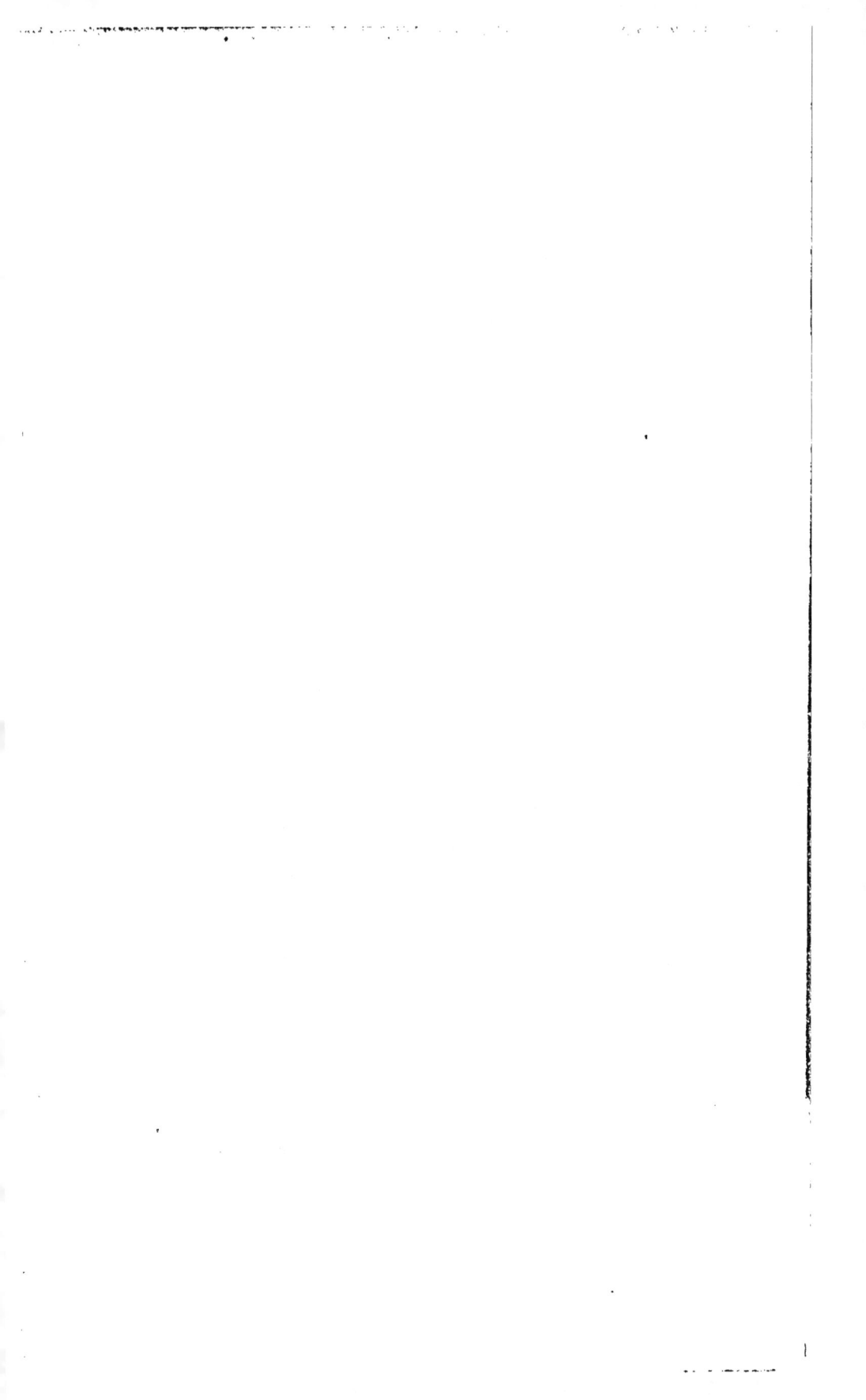

DE

L'INFLUENCE DU RÊVE

SUR LE DÉLIRE

(ESSAI DE PSYCHO-PHYSIOLOGIE)

INTRODUCTION

CONSIDÉRATIONS GÉNÉRALES

Dès la plus haute antiquité les philosophes se sont occupés des manifestations psychiques et parmi elles du rêve et du délire. Mais ce n'est guère que de nos jours que ces deux phénomènes sont entrés dans le domaine scientifique, grâce aux progrès de l'anatomie et de la physiologie cérébrale. Cependant si le rêve et le délire nous sont à peu près connus par leur mécanisme, ils nous échappent encore par leur nature et laissent ainsi la porte ouverte à bien des discussions. Mais quelles que soient ces discussions, on est presque unanime à reconnaître qu'il y a bien des analogies entre le rêve et le délire, et que parfois ces analogies vont jusqu'à l'identité. Dans certains cas le délire se greffe sur le rêve, de sorte que rien ne les distingue si ce n'est ce caractère fondamental du délire, qu'il se

produit à l'état de veille. M. Régis et M. Klippel ont décrit
deux formes de délire, c'est le délire onirique, le rêve
prolongé. Dans ce cas, le sujet vit dans le jour son rêve de
la nuit. Cette forme délirante serait pour ces auteurs sous
la dépendance d'une intoxication et, plus souvent encore,
d'une auto-intoxication d'origine gastrique ou hépatique.

Le rêve sans avoir avec le délire une parenté aussi
étroite peut avoir néanmoins une influence sur le délire.
C'est ainsi que l'on trouve souvent, dans les diverses
formes de la folie, à l'origine d'un délire, un rêve. Celui-
ci ne se continue pas précisément à l'état de veille, dans
toutes ses formes, au point de dire, comme dans le rêve
prolongé, que le sujet rêve tout éveillé, mais les éléments
fondamentaux du rêve se retrouvent dans le délire. Ce
rêve n'est pas la cause suffisante et nécessaire du délire,
c'est une cause occasionnelle qui imprime au délire, qui
se serait produit alors même que le rêve n'aurait pas eu
lieu, une modalité, des caractères spéciaux en rapport
avec la forme, les caractères du rêve. C'est cette influence du rêve sur le délire, que nous nous proposons d'étudier dans les diverses formes de la folie.

Mais avant d'entrer dans ce sujet, il nous semble bon
de revenir sur ces deux termes de rêve et de délire, sur la
nature de ces deux phénomènes psychologiques, si analogues en apparence, puisque certains auteurs ont pu dire
que la folie était le rêve de l'homme éveillé, mais si différents et dans leur nature, et dans leur genèse. Et pour
bien comprendre les différences qui existent entre eux,
pour en saisir la nature intime, pour se faire d'eux une
idée aussi exacte, aussi rationnelle que possible ; il nous
semble qu'il faut tenir grand compte d'un facteur, sur la
nature duquel on est encore loin de s'entendre, nous

voulons dire la conscience. Et par conscience, nous n'entendons pas, comme les philosophes et les théologiens, cet état spécial, produit le plus souvent par l'éducation, qui constitue la personnalité morale de l'individu, le Moi qui pense et qui veut, auquel s'ajoute l'idée de bien et de mal, mais l'ensemble des réactions psychiques en vertu desquelles une sensation étant donnée, cette sensation est perçue, c'est-à-dire, éveille une image, une idée, une représentation.

Comment agit cette conscience ? Comment se forme cette idée, cette représentation ? Voyons ce qui se passe dans la vie organique. Une sensation périphérique se produit, ou plutôt les éléments nerveux sensitifs périphériques sont irrités, il se fait un courant nerveux qui va jusqu'au corps cellulaire du neurone, qui, par ses prolongements le transmet à d'autres neurones qui réagissent sous forme d'un mouvement musculaire ; c'est le reflexe simple. Ce reflexe se produit d'autant plus facilement que l'excitation périphérique se répète plus souvent. Ce qui suppose que les éléments nerveux ou qu'un groupe d'élément nerveux a reçu et conservé des modifications: « il est évident, dit Mandsley, qu'il y a dans les centres » nerveux des résidus provenant de réactions motrices. » Les mouvements déterminés ou effectués par un centre » nerveux particulier, laissent, comme les idées, leurs résidus respectifs, qui, répétés plusieurs fois, s'organisent » ou s'incarnent si bien dans sa structure que les mouve- » ments correspondants peuvent avoir lieu automatique- » ment.

» Quand nous disons : une trace, un vestige ou un » résidu, tout ce que nous voulons dire, c'est qu'il reste » dans l'élément organisme un certain effet, un quelque

» chose qu'il retient et qui le prédispose à fonctionner de
» nouveau de la même manière. » (1)

C'est cette organisation des résidus qui nous rend apte
à accomplir nos mouvements avec une facilité et une
précision croissantes jusqu'à ce qu'enfin ils deviennent
automatiques. Ces modifications de l'élément nerveux se
produisent-elles dans le cylindraxe ou dans le protoplasma
cellulaire ? C'est là une chose discutée et que nous n'essayerons pas de résoudre : quoiqu'il en soit, nous trouvons dans le neurone l'élément qui reçoit, emmagasine,
réagit : or l'impression une fois reçue, le marque d'une
empreinte. Par là « il se produit une aptitude et avec elle
» une différenciation de l'élément, quoique nous n'ayons
» aucune raison de croire qu'à l'origine cet élément diffé-
». rât des cellules nerveuses homologues. » (2) « Toute
impression laisse une certaine trace ineffaçable, dit encore
Delbœuf dans sa théorie générale de la sensibilité, c'est-
à-dire que les molécules, une fois arrangées autrement et
forcées de vibrer d'une autre façon, ne se remettront plus
exactement dans l'état primitif.

« Si j'effleure la surface d'une eau tranquille avec une
plume, le liquide ne reprendra plus la forme qu'il avait
auparavant, il pourra de nouveau présenter une surface
tranquille, mais des molécules auront changé de place, et
un œil suffisamment pénétrant y découvrirait certaine-
ment l'évènement du passage de la plume. Des molécules
animales dérangées ont donc acquis par là un degré
plus ou moins faible d'aptitude à subir ce dérangement.
Sans doute, si cette même activité extérieure ne vient

(1) Maudsley. — Physiologie de l'esprit. Trad. Hazen, pp. 233 et 251.
(2) Maudsley. — *Loc. cit.* p. 252.

plus agir de nouveau sur ces molécules, elles tendront à reprendre leur mouvement naturel ; mais les choses se passeront tout autrement si elles subissent à plusieurs reprises cette même action. Dans ce cas, elles perdront peu à peu la faculté de revenir à leur mouvement naturel et s'identifieront de plus en plus avec celui qui leur est imprimé, au point qu'il leur deviendra naturel à son tour, et que plus tard elles obéiront à la moindre cause qui les mettra en branle (1) ». Mais quelle est cette modification ? Nous n'essayerons pas de le dire, car les phénomènes physiques, chimiques, mécaniques, qui se passent dans l'intimité du protoplasma des neurones nous échappent.

Cependant nous pouvons supposer qu'il y a, sous l'influence d'un excitant quelconque, un changement moléculaire, un mouvement atomique des éléments constitutifs du neurone qui les différencie et amène un état nouveau de ces éléments, qui, réagissant à leur tour sur les éléments constituant d'un autre neurone, vont produire un mouvement musculaire. Plus souvent, cette excitation se reproduira plus facile, plus rapide deviendra le mouvement, puisque le courant nerveux aura moins de résistance à vaincre.

Car l'élément nerveux n'est pas passif, il a un dynamisme qui lui est propre, ses atomes constituants étant placés et maintenus en place, les uns vis-à-vis des autres par une certaine force, de sorte que pour imprimer à ces atomes un mouvement différent, l'excitation, le courant nerveux a une certaine force à vaincre et c'est la différence positive de ces deux forces, de ces deux énergies mises en présence, qui constitue la sensation, le mouve-

---

(1) Delbeuf. — Théorie générale de la sensibilité, p. 60.

ment. Mais dans le réflexe simple y a-t-il sensation ? Non,
car pour qu'il y ait sensation, il faut qu'il y ait perception,
c'est-à-dire conscience, et nous entendons par conscience
la fonction des neurones d'association. Ce sont ces neurones qui emmagasinent, fixent, évoquent les impressions,
les excitations externes ou internes. Mais ces neurones
ne sont pas impressionnés indifféremment, il se forme
entre eux, pour chaque évènement particulier, c'est-à-dire
pour les excitations données, des associations déterminées, associations dynamiques qui, par leur répétition,
deviennent aussi stables que les connexations anatomiques
primitives.

Ainsi donc pour qu'une excitation devienne consciente,
il faut qu'elle passe par un centre d'association. Ce centre réagit lui-même sur les autres, car nous ne pouvons
admettre que ces centres soient isolés entre eux ; ces
réactions éveillent des sensations plus ou moins différentes, plus ou moins anciennes, et c'est de la mise en présence de toutes ces perceptions que naît la conscience,
c'est-à-dire la réflexion, la volonté l'intelligence.

Mais quelle peut-être l'influence des centres d'association entre eux et sur les centres sensitifs ou moteurs ?
Nous croyons que toutes ces actions peuvent se réduire
à une influence inhibitrice. En effet que se passe-t-il en
général ? Sous l'influence d'une excitation plus ou moins
forte, il y a une tendance à l'acte, et ce n'est que par la
réflexion que ce mouvement est arrêté ou modifié. Ce qui
veut dire que le courant nerveux impressionnant les centres d'association, ceux ci évoquent des sensations, des
idées correctrices ou analogues de celle qui est déterminée
par l'excitation nouvelle, de sorte que l'effet de cette excitation est aboli, modifié, rejeté, ou au contraire gardé, et

dans ce cas, l'acte, ou l'idée qui vont naître n'auront que plus
de force ou d'intensité. Cette action des centres d'association peut se produire pour chaque centre en particulier,
mais elle atteint son plus haut degré lorsque tous les centres entrent en activité. C'est dans ce cas que la conscience
est complète, c'est à dire que l'individu raisonne, discute,
qu'il a la perception de son Moi. De tout cela, il résulte
que la conscience est fonction des centres d'association,
c'est-à-dire fonction des sensations, et qu'elle est d'autant plus nette, d'autant plus complète qu'un plus grand
nombre de ces centres entrent en activité. On voit donc,
et ce n'est qu'ainsi qu'on peut le comprendre, que ce
n'est que d'une façon schématique, pour la commodité du
langage que l'on peut admettre la conscience comme un
centre psychique supérieur, tenant sous sa dépendance
tous les autres. La conscience n'est pas une, c'est une
somme de consciences plus ou moins obscures de chacun
des centres. C'est ainsi qu'il faut comprendre les auteurs
qui ont avancé que dans tout acte, même dans le réflexe
simple, il y a une part de conscience, conscience en soi,
qui ne l'est pas, qui ne peut l'être qu'indirectement pour
nous, c'est-à-dire pour l'écorce cérébrale. Ainsi comprise,
la conscience n'ajoute rien ni n'enlève rien aux processus
tout mécaniques des réflexes, et nous pouvons dire,
avec M. Soury, qu'il n'y a que réflexes dans la vie psychique quelque simple ou compliqué que soit un phénomène nerveux chez l'Amibe comme chez l'Hyménoptère,
chez le Poisson comme chez l'Homme.

C'est là pure hypothèse, car nous ne pouvons savoir,
dans l'état actuel de la science, quelles sont les modifications physiques, chimiques ou mécaniques que subissent
les éléments des neurones, et ce n'est qu'à ce titre que

nous l'avançons. Mais elle nous paraît justifiée par l'évolution même du règne animal, du protozoaire à l'homme.

Toute matière vivante animale ou végétale est douée d'une propriété fondamentale, l'excitabilité. Celle-ci provoque des réactions qui, quelles qu'elles soient, ne sont toujours que l'expression des propriétés et des structures de l'organisme, la mise en liberté d'une partie des réserves d'énergie dont dispose celui-ci à un moment donné (1). Tout excitant n'est que la cause détermante, externe ou interne, le choc, l'étincelle qui détermine ce dégagement de force et provoque l'explosion d'une certaine quantité d'énergie accumulée dans les tissus (Errera). Entre l'agent qui provoque cette explosion et le dégagement de force qui en résulte ; il peut n'exister pas plus de proportion qu'entre l'étincelle qui tombe sur un amas de poudre et la conflagration des matières détonnantes. L'excitabilité d'un être vivant ne nous est connue que par l'effet qui suit l'action du stimulus : une réaction, un mouvement, un échange organique, voilà l'unique langage par lequel se révèle à nous l'excitabilité de l'être vivant. Des organes des sens sont aussi peu nécessaires pour l'excitabilité que pour la vie « dont les *pulsations* battent déjà dans le corps protoplasmique le plus simple ». Tout processus biologique est réductible aux propriétés fondamentales d'un organisme élémentaire commun, sorte de pierre d'angle de l'édifice de la vie, le protoplasma. Sans protoplasma, pas de vie, mais le protoplasma, organisme élémentaire vivant est déjà lui-même un assemblage d'organes ou de fonctions les plus hétérogènes, la vie du végétal

(1) Pfeffer. — Unterschurgen aus d. botanischen inst. zu Tubingen, t. I, 1881, 5, § II, 1886-88.

et de l'animal n'est qu'une résultante du jeu des rouages
et des ressorts de ce mécanisme. Encore qu'elles ne
soient pas des organes spécialisés, destinés à une seule
fonction, les parties de cet organisme élémentaire jouent
déjà un rôle distinct dans la perception, dans la trans-
mission de l'excitation et dans les réactions aux excitants
externes et internes dont l'ensemble constitue ce que nous
appelons la vie. De différences de nature entre les végé-
taux et les animaux, il ne saurait en exister, la commu-
nauté d'origine de tous les êtres vivants étant scientifi-
quement démontrée.

Il en va de même pour l'étude de ces états internes que
l'on nomme psychiques, et dont le premier terme est la
sensation. Mais la sensation, c'est-à-dire la perception
d'une image, d'une idée, ne peut exister chez la plante,
ni chez l'animal dépourvu de centre d'association, c'est là
une opinion défendue par Werworn, Meynert, Soury. En
effet, l'idée ou la représentation plus ou moins vague d'un
moi individuel, condition nécessaire des processus conscients supérieurs ne peut apparaître que lorsque les sensations primitivement inconscientes de chaque partie d'un
corps organisé, sont subordonnées entre elles et rapportées à quelque ordre prédominant de sensation, à un
organe moteur et sensoriel (Steiner).

Chez les Protozoaires, aucun organe des sens ne prédomine, il n'existe pas encore de différenciation d'organes
et de fonctions. Les sensations restent isolées, sans liens
associatifs, « le protoplasma n'a pas de Moi, il n'est
jamais individualisé » écrit Preyer (1). Toutes les parti-

_____

(1) Preyer. — Eléments de physiologie générale. Traduction
Soury.

cules du protoplasma possèdent à peu près la même capa-
cité de sentir et de réagir, et aucune représentation d'ensemble d'un moi, quelque fugace et obscur qu'il puisse
être, n'en saurait résulter.

Pour qu'il y ait perception, conscience, il faut qu'il y ait
association d'un ou plusieurs groupes de représentation.
Or, aucun de ces processus psychiques ne paraît exister
chez le Protozoaire.

Chez les métazoaires, il y a déjà différenciation mor-
phologique et fonctionnelle des parties réalisées par la
division du travail physiologique.

Si, chez le protozoaire, on détruit une ou plusieurs des
parties constituant l'agrégat psychique, ces processus ne
présentent aucune des altérations qu'on observe, quant
aux fonctions chez les organismes à spécialisations et à
localisations psychiques très développées. L'écorce cérébrale, avec ses nombreuses cellules nerveuses et faisceaux d'association, est le substratum des fonctions
psychiques supérieures. Mais l'anatomie comparée, aussi
bien que les expériences de Steiner, de Goltz, de Schrader, montrent que si on enlève ou détruit l'écorce cérébrale, ce qu'on supprime, c'est l'organe des fonctions
psychiques supérieures qui s'appellent : mémoire, association des idées, expérience acquise et réflexion ; en un
mot : conscience.

Goltz (1), dans un travail sur les fonctions des centres nerveux de la grenouille, démontra, contrairement
aux doctrines de Flourens, de Longet, de Schiff, qu'après
l'ablation du cerveau tout entier, une grenouille peut

_____

(1) Goltz. — Betragt zur lehre von den fonctionen den nerven
centren des Frosches. — Berlin, 1869.

encore non seulement voir, mais éviter avec adresse les
obstacles placés sur son chemin. Quelques années auparavant, Reuze avait soutenu que la grenouille ne perd que
la vision mentale ; elle voit sans conscience, elle sent,
elle ne perçoit plus, elle est frappée de ce que Munk a
appelé la cécité psychique.

Chez les pigeons décérébrés, les mouvements persistent ; ils marchent, volent, mangent, évitent les obstacles,
mais sont indifférents au monde extérieur, ce que Max
Schrader exprimait ainsi : « l'animal privé de son cer-
« veau se meut dans un monde de corps dont la situation
« dans l'espace, la grandeur et la forme déterminent la
« nature de ses propres mouvements, mais qui lui sont
« tout à fait indifférents. » Le mâle roucoule sans observer une femelle qui se trouve à proximité ; la femelle n'a
aucun souci des jeunes qui crient après leur nourriture.
Pour le pigeon sans cerveau, le monde n'est qu'une masse
remplissant vaguement l'espace, il n'y a plus pour lui ni
crainte ni sympathie.

Goltz, après avoir enlevé par plusieurs opérations suc-
cessives le cerveau à un chien qui a survécu pendant dix-
huit mois, arrive par l'observation quotidienne de ce chien
aux conclusions suivantes : « selon moi la lésion de
» déficit la plus importante qu'on observe après l'ablation
» du cerveau, c'est la perte de toutes les manifestations
» ou expressions d'où nous inférons la raison, la mémoire,
» la réflexion et l'intelligence de l'animal (1) ». Le chien
décérébré peut encore exécuter des actions complexes et

(1) Goltz. — Der Hund ohne Grosshirn. Pflüger's arch. XLI...
Edinger. — Uber die Bedentung der Hirurinde un ausschlusse an
den Berichtüber die Untersuchung eines Hundes, dem Prof. Goltz,

délicates telles que la marche, la station, la préhension et la mastication de la nourriture, la déglutition des liquides; des excitations tactiles et musculaires provoquent chez lui des réactions motrices appropriées au but, adaptées à certaines fins, à certains actes ; mais il ne peut manifester ni joie, ni tristesse, ni envie, ni jalousie. Il mordrait la main qui le délivre, car il ne comprend pas le service qu'on lui rendrait, il mâche impassible le morceau de viande qu'on lui tend et l'avale.

L'étude anatomo-pathologique du cerveau de l'homme normalement développé ou arrêté dans son développement nous donne des renseignements précis sur les fonctions psychiques supérieures. Nous nous bornerons à résumer les conclusions de Hammarberg à la suite d'études qu'il fit sur l'idiotie (1). « Les lésions de déficit psychiques se manifestent et s'expliquent par une lésion anatomique, structurale de déficit ayant empêché d'apparaître ou altéré les fonctions des cellules nerveuses de l'écorce cérébrale, que cette lésion de déficit dérive d'un arrêt de développement d'une partie plus ou moins étendue de cette écorce à un stade de développement correspondant au stade embryonnaire, ou au développement normal de la première enfance, qu'un petit nombre seulement de cellules nerveuses aient pu atteindre un degré supérieur d'évolution, ou, enfin que les cellules aient été détruites

---

das ganze vorderhin ensfeint habe, aus d. cong. f. inn medecin, XII, 1893.

(1) Carl Hammarberg. — Studium über Klinik und Pathologic der Idiotie nebst untersuchungen über die normale anatomie der hirurinde.

par l'effet de quelques causes au cours de la croissance du manteau. »

Ces arrêts de développement correspondent à un stade de développement qui existe chez les individus normaux dans une des premières années de la vie.

Ces lésions portent sur les neurones qui sont moins nombreux et surtout moins développés ; leurs prolongements protoplasmiques et cylindraxiles sont moins ramifiés et moins longs, les faisceaux de fibres à myéline plus grêles, la myélinisation des fibres et surtout des fibres d'association est arrêtée. De sorte qu'on peut concevoir le cerveau de l'idiot, du microcéphale, comme un cerveau pauvre en éléments nerveux dont les voies de conduction sont rares et peu développées. C'est, en somme, un cerveau arrêté dans son développement à un certain âge de la vie et les manifestations psychiques de l'individu sont en rapport avec l'âge de son cerveau. C'est ainsi que des idiots de 10 ans sont en tout point semblables, quant à leurs manifestations psychiques, bien entendu, à des enfants de 5 ans.

N'est-ce pas encore les altérations de l'écorce cérébrale qui nous expliquent l'affaiblissement radical de l'intelligence dans la démence sénile ou dans celle qui termine un processus dégénératif de l'encéphale ?

Si l'on s'en rapporte aux découvertes histologiques touchant le développement normal des éléments constitutifs du cerveau, on voit que ce développement ne se fait pas en bloc, mais progressivement et que ce n'est qu'à mesure que se fait la myélinisation des fibres zonales ou tangentielles qu'apparaissent et se développent les facultés intellectuelles de l'individu. C'est ce qu'a pressenti Edinger à la suite des découvertes histologiques de

Kaès (1), dans le détail desquels nous ne pouvons entrer. Celui-ci a démontré que les fibres tangentielles augmentent jusqu'à l'âge de 10 ans et au-delà et que dans quelques parties de l'écorce la myélinisation a lieu encore plus tard.

Pour Edinger (2) ces myélinisations tardives ne sont que de nouvelles voies d'association. On peut, en effet, facilement concevoir que, par l'effet du travail cérébral, l'homme crée de nouvelles voies nerveuses d'association et qu'à une plus grande activité fonctionnelle du cerveau correspond, comme substratum anatomique, sinon la néoformation, du moins le développement de voies nerveuses préexistantes.

On voit par l'étude et du développement normal et des altérations pathologiques ou expérimentales du cerveau que les manifestations psychiques sont intimément liées à l'activité, à l'accroissement des éléments nerveux du cerveau. Ainsi plus un cerveau fonctionne, plus il se développe, plus les manifestations intellectuelles deviennent complexes. De l'idiot jusqu'à l'homme de génie, de l'enfant jusqu'à l'adulte nous voyons apparaître avec la myélinisation de plus en plus grande des fibres d'association un état de conscience, qui est, en somme, le substratum psychique de toutes les manifestations intellectuelles, de plus en plus grand, de plus en plus parfait, à mesure que se multiplient les connexions des centres cérébraux, à mesure que se différencient les fonctions de ces centres.

(1) Kaès.— Die Anwendung der Woltutschen methode auf die seinen Fasern der hirnrinde. Neurok-centralbl., 1891, X, 456-9.

(2) Edinger. — Vorlesungen uber den Bau der nervosen centralorgane des Menschen und der Thiere. Leipsig, 5te Aufl. 222-224.

De plus, l'état de conscience implique l'idée de personnalité. Lorsque la conscience apparaît, l'individu se révèle, le Moi se dégage et s'impose. Il est la résultante des acquisitions, des perceptions de l'individu. Or comme ces acquisitions, ces perceptions changent, se transforment, évoluent, la personnalité subit elle aussi ces transformations, de sorte que nous ne pouvons concevoir le Moi comme une entité préformée et invariable, mais comme une succession d'états psychologiques, en rapport direct avec les sensations, les perceptions du moment, c'est-à-dire avec les fonctions des centres. Le Moi est une unité purement contingente, il n'est un qu'au moment où on l'envisage.

Nous en arrivons donc à ramener tous les phénomènes psychiques supérieurs à des fonctions de neurones, et à faire de la conscience, une fonction des centres d'association. Or que sont ces fonctions, si ce n'est le résultat de modifications physiques, chimiques, mécaniques des éléments constituant des neurones ! Quelques compliqués que soient les phénomènes intellectuels, on doit toujours les ramener, en dernière analyse, à des combinaisons chimiques, c'est-à-dire à des mouvements atomiques.

C'est faire de l'homme un automate, c'est lui enlever tout ce que les spiritualistes ont voulu voir en lui, un animal supérieur, bien loin de la bête, tout près de Dieu. C'est nier l'âme, en tant que manifestation d'une essence supérieure, étrangère au corps, et partant ne subissant pas ses lois. C'est en arriver, selon l'expression d'Alfred Giard, à la conception mécanique de l'univers, même dans les manifestations les plus complexes de la nature, la vie et la pensée. Et si l'homme n'est qu'un automate intelligent, le Protozoaire, l'insecte, le vertébré sont d'autres automates intelligents, c'est-à-dire dans l'acception la plus générale du mot, des machines réflexes sentantes. La psychologie, pas plus que l'anatomie ne saurait se soustraire aux lois du déterminisme universel. Inconscients ou conscients, les processus psychiques n'en sont pas moins automatiques. La conscience n'ajoute rien quand elle existe, à ces processus, pas plus que l'ombre au corps. L'activité de l'intelligence comme celle de toutes les autres fonctions des êtres organisés se ramène avec la physique et la chimie à la mécanique; l'unité suprême de la nature a sa plus haute expression dans l'unité de la science.

Tous les phénomènes biologiques peuvent donc se ramener à l'activité fonctionnelle des éléments constituants de l'organisme.

L'homme n'est pas une exception dans la création, il est soumis aux mêmes lois que les autres êtres qui peuplent le monde, il est plus développé, ses fonctions atteignent un degré de perfection auquel les autres êtres ne sont pas encore arrivés, mais il ne faut voir là rien de surnaturel, rien de divin. La vie psychique d'un individu se réduit à l'activité de son cerveau, c'est-à-dire des neurones qui le constituent. Envisager un phénomène psychique c'est, en dernière analyse, étudier le fonctionnement de la cellule cérébrale. Et comme le rêve et le délire sont eux aussi des phénomènes psychiques, il faut, pour les connaître, chercher dans les états différents des centres supérieurs la cause de leur production.

Or, si nous revenons un peu en arrière, nous voyons que le chien décérébré, pas plus que l'idiot ou le dément, ne rêve ni ne délire. Les expériences et les observations que nous avons citées démontrent que les phénomènes psychiques supérieurs n'apparaissent que chez les êtres pourvus d'une écorce cérébrale, et qu'ils sont d'autant plus développés que les éléments nerveux centraux sont plus abondants, c'est-à-dire qu'ils sont plus en rapport avec la myélinisation des fibres tangentielles avec l'apparition des centres d'association. Nous avons vu d'autre part que la conscience était fonction de ces centres supérieurs. Il doit donc y avoir rapport entre le rêve et le délire et les états de conscience : étudier ces états dans ces manifestations psychiques, c'est les définir et partant connaître leur nature et leur genèse. Cela fait, il sera facile d'en déduire les rapports qu'il y a entre eux et l'influence qu'ils peuvent exercer l'un sur l'autre. C'est ce que nous allons essayer de faire dans les chapitres suivants.

CHAPITRE PREMIER

APERÇU HISTORIQUE

Alcméon de Crotone qui, le premier, aurait fait des dissections et des vivisections fut aussi, sans doute, l'un des premiers qui, chez les Hellènes, ait localisé dans le cerveau la perception des sensations et la pensée. Dans sa théorie : « le sommeil arrive par la retraite du sang » dans les veines, le réveil par sa diffusion ; si le sang » demeure tout à fait retiré dans les veines, c'est la mort ».

Diogène d'Appollonie rapportait le siège des sensations à l'air contenu dans le cerveau. Le plaisir et la douleur comme les émotions morales, de même que la santé et la maladie, dépendent d'un mélange déterminé, en certaines proportions, de l'air et du sang. La pensée est favorisée par un air chaud et sec, elle est troublée et même empêchée par des vapeurs humides. C'est pourquoi la pensée est particulièrement altérée dans le sommeil, dans l'ivresse, et quand l'estomac est surchargé de nourriture. Les diverses affections mentales, le délire, la folie, sont également la suite de cette surabondance de l'humide et du dense sur le sec et sur le chaud. Les animaux nous sont inférieurs quant à la pensée parce que « ils respirent l'air s'élevant de la terre et se nourrissent d'une nourriture plus humide que celle de l'homme ».

Les atomistes et parmi eux Démocrite assurent que rien n'existe que l'atome et le vide. Les propriétés attribuées aux choses, loin de leur appartenir, dérivent de l'activité propre de nos sens et de nos moyens d'investigation. Le sommeil et les rêves ne diffèrent pas de la veille, tout se réduit à un double courant d'atomes ignés ou psychiques, entretenus par la respiration : un courant externe, le plus puissant qui s'oppose à la sortie des atomes du corps et favorise ainsi une sorte de résistance collective de l'organisme à la pression du dehors. Quand cette résistance faiblit, un certain nombre de particules ignées abandonnent le corps, c'est le sommeil. Dans la léthargie, il y a perte plus nombreuse. Quand la résistance intérieure est vaincue par la pression de l'air extérieur, le feu intérieur s'échappe, c'est la mort. Mais tant que subsiste et persiste cette sorte de milieu interne qui s'oppose au choc de la pression extérieure, les images du rêve s'imposent naturellement comme celles de la veille, mais encore celles de ces apparitions d'êtres extraordinaires, démons ou dieux dont les croyances populaires et les religions attestent l'existence. Dans tous ces phénomènes, il n'y a que concours d'atomes, leur disparition est une désagrégation de ces mêmes atomes.

Hippocrate compare le cerveau à une glande, non seulement quant à son aspect, mais quant à sa fonction ; il rend à la tête les mêmes offices que ces organes : il la délivre de son humidité et renvoie aux extrémités le surplus provenant du flux. La gravité des maladies que cette glande produit la distingue encore des autres glandes.

Outre les sept catarrhes qui partent du cerveau, cet

organe est exposé à deux affections, selon que la matière
retenue est âcre ou non ; dans le premier cas, c'est l'apoplexie avec convulsions généralisées et aphasie ; dans
le second, le délire et les hallucinations.

Pour Aristote, le sommeil est l'envahissement du
premier organe de la sensation, c'est-à-dire le cœur
empêché de pouvoir exercer sa fonction. Il est produit
par le refroidissement du sang : c'est ainsi que le
cerveau est le siège principal du sommeil, parce que,
de toutes les parties du corps, l'encéphale est la plus
froide. Le sommeil et la veille sont une affection du
sensorium commune. Pendant la nuit, par l'effet de
l'inactivité de chacun des sens et de l'impuissance d'agir
où ils sont, et parce que la chaleur reflue alors du dehors
au dedans, les mouvements causés par les sensations
persistantes se portent en bas au principe de la sensibilité, c'est-à-dire le cœur; alors, grâce à l'apaisement des
troubles de la veille, ces mouvements, pareils aux petits
tourbillons qui se forment dans les fleuves, et qui se succèdent sans interruption, comme la vague à la vague,
apparaissent sous forme de songes : il résulte qu'on voit
par les mouvements qui ont été apportés par la vue ; qu'on
entend par ceux de l'ouïe et de même pour ceux venus
des autres organes des sens.

C'est, en effet, parce que le mouvement se communique
de ces organes au principe de la sensibilité que, à l'état
de veille aussi, on croit voir, entendre, sentir. Ainsi s'expliquent les illusions des sens. La cause de tous ces phénomènes, c'est que le sensorium principal et le lieu où
apparaissent les images ne jugent pas la même fonction.
Le rêve est une image produite par le mouvement des
impressions sensibles quand on est dans le sommeil, et

en tant qu'on dort. Le sommeil est une manière d'attaque d'épilepsie.

Les caractères proviennent de la bile qui, abondante et
chaude, donne des caractères maniaques et gais. Quand
cette chaleur est très rapprochée du lieu où réside l'intelligence, les sujets sont pris d'affections délirantes ou maniaques, voire de fureurs divines. Quand il se produit une
trop grande chaleur vers le centre, c'est-à-dire vers le
cœur, les gens deviennent mélancoliques. Dans ces états,
ils sont exposés aux maladies de la bile noire, qui, plus
ou moins chaude, donne naissance à des attaques d'épilepsie, de l'apoplexie, de la fureur maniaque ou des idées
de suicide.

Galien rattache les maladies de l'âme à des besoins du
cerveau, à une humeur visqueuse, épaisse, accumulée
dans les ventricules, qui obstrue les canaux du processus
psychique qui est la subsistance de l'âme, canaux qui ne
sont autre que les nerfs. Le cerveau est le siège des fonctions de l'intelligence et des passions, de la sensibilité et
du mouvement volontaire. Les lésions des fonctions sont
les suivantes : 1° lésions de l'imagination : celle qui ressemble à une paralysie de cette fonction, est appelée
caros et catalepsie ; celle qui ressemble à un mouvement
désordonné et sans direction, délire ; celle qui ressemble
à un mouvement affaibli et s'éteignant, coma et léthargie,
2° lésions de la raison : celle qui ressemble à une paralysie, amentia ; celle qui ressemble à un mouvement défail-
lant, imbécillité et démence : celle qui ressemble à un
mouvement désordonné, délire. La plupart du temps le
délire existe dans ces deux genres de lésions à la fois :
dans les premières, c'est l'imagination, dans les secondes,

la raison, qui souffre ; mais quelquefois le mal n'affecte
que l'une de ces deux facultés.

Quant aux rêves, Galien n'a fait que répéter Hippocrate.
Ces deux médecins ne se sont guère occupés que de la
valeur séméiologique du rêve. Hippocrate a donné à la valeur séméiologique du rêve une place des plus importantes
Il donne à tous les rêves, ou à peu près, le rôle d'avertir le
médecin sur l'état de santé des hommes (1) ; il est ainsi
obligé d'établir une espèce de clef séméiologique des songes, ne reposant que sur des constructions de son imagination, et non sur des faits précis, et restant dans le vague.
Il s'appuie sur des analogies pratiquant ainsi une espèce
de divination dont il reconnaît la légitimité. C'est ainsi
que le quart de son traité est consacré aux astres, et rappelle l'influence de l'astrologie sur les divinations et en
particulier sur l'onirologie. Les sources et les puits déno-
tent quelque chose du côté de la vessie ; la mer trouble
présage une maladie intestinale.

Galien n'a guère fait que le répéter. Il a écrit un traité
de diagnostic par les songes (2) ; il déclare que les songes nous enseignent l'état de santé du corps. Il indique
les rêves d'incendie comme présageant des troubles icté-
riques, et ceux de fumée, de brouillard, de ténèbres,
comme annonçant de la bile noire, de l'atra bilis, c'est-à-
dire de la mélancolie, que nous-même appelons humeur
noire ; la pluie froide indique une trop grande humidité
du corps ; rêver que l'on se trouve dans des excréments
et de la boue, c'est avoir des humeurs putrides, une accu-
mulation de matières fécales.

___

(1) Hippocrate. — Des songes, liv. IV.
(2) Galien. — *De dignotium ex insomnis.*

Les successeurs de Galien s'occupent de déterminer la
nature du pneuma-psychique et rapportent les maladies
psychiques à des affections du cerveau, « la folie, la mélancolie la manie, l'épilepsie, le carus, le phrenitis, le
catoche, le lithargus, le délire, l'amnésie, l'apoplexie et la
paralysie ; toutes ces affections résultent d'une affection
du cerveau, soit que cet organe lui-même présente un ex-
cès de chaleur, de froidure, de sécheresse ou d'humidité,
soit que les méninges qui l'enveloppent soient atteintes,
soit que les nerfs qui en dérivent soient obturés du fait
de quelques causes. » (1)

Au Moyen âge, la physiologie aristotélique et galénique
du système nerveux central traversa, sans modification
essentielle, ce qu'on nomme assez improprement la physiologie des Arabes et celles des Scholastiques ainsi que
celles des nombreuses écoles médicales du IVᵉ siècle. La
doctrine de Galien, mieux comprise en général que celle
d'Aristote, règne et gouverne.

Descartes localise les sensations, les perceptions dans
le cerveau ; la glande pinéale serait le siège des facultés
supérieures de l'âme. Les sensations sont amenées au
cerveau et en partent par l'intermédiaire des nerfs. Chez
l'homme qui dort, les petits filets nerveux qui du cerveau
se vont rendre dans les nerfs se relâchent, si bien que
les actions des objets extérieurs sont pour la plupart empê-
chées de passer jusqu'à son cerveau pour y être senties, et
les esprits qui sont dans le cerveau empêchés de passer
jusqu'aux membres extérieurs pour les mouvoir, sont les
deux principaux effets du sommeil. Les songes ne diffè-

(1) Théophile. — Πέρι τές τοῦ ἀνθρώπου κεταςκέους.

rent en rien des idées qui se forment quelquefois dans
l'imagination de ceux qui rêvent étant éveillés, si ce n'est
en ce que les images qui se forment pendant le sommeil
peuvent être beaucoup plus distinctes et plus vives que
celles qui se forment pendant la veille. Et Descartes en
donne pour raison qu'une même force peut ouvrir davantage les petits tuyaux et les pores qui servent à former
ces images dans un point du cerveau, lorsque les parties
du cerveau qui environnent ces organes sont lâches et dé-
tendues, que lorsqu'elles sont toutes tendues. Et cette même
raison montre aussi que s'il arrive que l'action de quelque
objet qui touche les uns puisse passer jusqu'au cerveau
pendant le sommeil, elle n'y formera pas la même idée
qu'elle ferait pendant la veille, mais quelque autre plus
remarquable et plus sensible : comme quelquefois quand
nous dormons, si nous sommes piqués par une mouche,
nous songeons qu'on nous donne un coup d'épée ; si nous
ne sommes pas du tout assez couverts, nous nous imagi-
nons être tout nus ; et si nous le sommes quelque peu
trop, nous pensons être accablés d'une montagne.

Spinosa conçoit l'âme comme agissant selon des lois
déterminées et comme une manière d'automate spiri-
tuel (1). Il en trouve la preuve dans deux observations
sur la nature de la démence et des phénomènes du rêve,
sur l'illusion de la volonté et du libre arbitre.

« J'ai entendu conter d'un poète espagnol, qui ayant
« été atteint d'une maladie, resta, quoique guéri, dans
« un oubli si profond de sa vie passée, qu'il ne reconnais-
« sait pas pour siennes des fables et des tragédies qu'il
« avait composées, et certes on aurait pu le considérer

---

(1) Spinosa. *Tractus de intellectus emendatione.*

« comme un enfant adulte s'il avait aussi perdu la mé-
« moire de sa langue maternelle. Et si cela paraît in-
« croyable, que dirons-nous des enfants dont un homme
« d'un âge avancé estime la nature si différente de la
« sienne qu'il ne pourrait se persuader qu'il a été enfant,
« si, pour d'autres raisons, il n'en acquérait l'assurance. »

Dans une lettre à un de ses amis (1), qui croyait avoir
entendu, dans le sommeil, un enfant gémir comme quand
il avait été malade, quoiqu'il se portât bien alors, un cas
dans lequel il trouve la confirmation du fait que « l'ima-
ginatio soluta et libera », telle qu'elle se trouve dans le
sommeil, donne aux sensations du rêve plus de force et
de vivacité.

On lit dans *la Recherche de la Vérité*, de Mallebranche (2) : « Il arrive quelquefois dans les personnes
» qui ont les esprits animaux fort agités par les jeûnes,
» les veilles, par quelque fièvre chaude ou par quelque
» passion violente, que ces esprits remuent les fibres
» intérieures du cerveau avec autant de force que les
» objets extérieurs ; de sorte que les personnes sentent
» ce qu'elles ne devraient qu'imaginer, et croient avoir
» devant leurs yeux des objets qui ne sont que dans leur
» imagination. Cela montre bien qu'à l'égard de ce qui se
» passe dans le corps, les sens ne diffèrent que du plus
» ou du moins, ainsi que je viens de l'avancer. »

Th. Hobbes (3) soutient que l'affaiblissement des

---

(1) Epistola XVII (*olim* XXX).
(2) Mallebranche. Recherche de la Vérité, II ; de l'imagination,
ch. Iᵉʳ et VII.
(3) Th. Hobbes. *Physica sive de natura phænomenis. De corpore,*
p. 4. ch. XXV ; *de sensatione et motu anima.* Cf. Leviatan, p. 1.

images mentales au regard des sensations fortes produites par l'objet présent, ne résulte pas tant de l'éloignement dans le temps ou de l'absence de l'objet, que des
sensations innombrables qui assaillent les organes des
sens pendant la veille, et qui étouffent, en quelque sorte,
sous leurs vagues tumultueuses cet écho de nos souvenirs. Il en trouve la preuve dans les rêves ; il suffit que
les bruits du monde extérieur n'arrivent plus jusqu'aux
organes des sens ou cessent du moins d'être perçus pour
que les images mentales du dormeur retrouvent cet éclat
et cette force, qui souvent ne le cèdent en rien, ou sont
même supérieures en intensité aux images ou représentations de la veille. Cette doctrine a été confirmée par Kant.
Voici le passage de Kant qui se rapporte aux paroles de
Hobbes.

« Quelques claires et intuitives que puissent être les
» représentations du monde des esprits, l'homme en tant
» qu'homme ne saurait en avoir conscience. » Ce qu'il
croyait expliquer par une certaine espèce de « double personnalité » qui appartient à l'âme même par rapport à
cette vie. Certains philosophes croient pouvoir invoquer
l'état du sommeil profond, pour démontrer la réalité des
représentations obscures. Mais tout ce qu'on peut dire à
cet égard, c'est qu'au réveil nous ne nous souvenons plus
des représentations que nous avons peut-être eues dans le
sommeil profond. Il s'ensuit simplement qu'elles ne sont
pas représentées clairement au réveil, mais non qu'elles
aient été obscures quand nous dormions. Et je croirais
volontiers que ces représentations ont été plus claires et
plus étendues que même les plus claires de l'état de veille;
c'est à quoi l'on doit s'attendre, dans le repos complet des
sens extérieurs, d'un être aussi actif qu'est l'âme ; quoi-

que du fait que le corps de l'homme n'a pas été senti
alors l'idée de ce corps manque au réveil, idée qui, appartenant à l'état antérieur des pensées, pourrait servir à
réaliser la conscience d'une seule et même personne.
Les actions de quelques noctambules qui montrent
parfois dans cet état plus d'intelligence qu'autrement,
bien qu'ils ne se rappellent rien au réveil, confirment la
possibilité de ma conjecture sur le sommeil profond. Les
rêves, au contraire, les représentations dont l'homme
endormi se souvient au réveil, ne sont pas dans ce cas.
Alors, en effet, l'homme ne dort pas complètement ; il sent
avec un certain degré de clarté et mêle comme en un
tissu ses opérations intellectuelles aux impressions des
sens extérieurs : « Il se les rappelle dans une partie, mais
» il n'y trouve que d'informes et absurdes chimères,
» comme cela doit être nécessairement, puisque les idées
» de l'imagination et celles de la sensation extérieure s'y
» trouvent confondues (1) ».

La différence entre la vérité et le rêve a écrit Kant
ailleurs (2) n'est point décidée par la nature des représentations qui sont rapportées à des objets, car ces représentations, sont de part et d'autre, les mêmes : elle l'est par
la liaison des représentations suivant les règles qui déterminent l'enchaînement des représentations dans la notion
d'un objet, et en tant qu'elles peuvent coexister ou non
dans une expérience.

Hobbes donne des rêves l'explication physiologique

---

(1) Kant. — Traüme eines Geistershers, erlaütert dinch Traüme
der Métaphysik.
(2) Kant. — Prolegomena zu einer einer Künftigen Métaphysik,
Sammtl w. 39 (1783).

suivante : tout ce qui vient imprimer un choc à la première suscite quelques images des parties qui sont encore
er mouvement dans le cerveau ; le songe est l'effet et la
suite du mouvement qui prédomine en intensité sur les
autres si seulement cette membrane, la pie-mère est ébran-
lée par le mouvement intestin du cœur. Or, ces mouvements du cœur sont des appétits ou des aversions, « de
» même que les appétits et les aversions sont produits
» par les images, de même les images sont produites par
» les appétits et les aversions. » La colère et la lutte
déterminent la chaleur du cœur ; dans le sommeil, cette
chaleur éveille la colère et des représentations de combat.

Thomas Willis localise dans les corps striés la perception des sensations ; c'est aux corps striés que s'irradient
toutes les impressions des organes internes et externes.
Qu'une impression optique ou olfactive affecte les organes de la vue ou de l'odorat, elle est transmise aux corps
striés et la perception ou conscience interne de la sensation, tenue pour extérieure y a lieu. Selon son intensité,
l'impression ou ne va pas au delà des corps striés et se
réfléchit sous forme de mouvements locaux inconscients, ou dépasse les corps striés et atteint l'écorce cérébrale à travers le corps calleux.

Ainsi, dans le sommeil, lorsqu'une douleur se fait
sentir sur un point de notre corps, nous portons aussitôt
la main au point douloureux et nous le frottons sans en
avoir conscience.

Dans les Lehrsætze (§ 312-339), Proshaska admet que
l'âme réside dans le cerveau, c'est une certaine force physique qui tire des impressions certaines connaissances ou
notions que nous appelons images ou idées. La raison
grandit avec le développement du cerveau.

La raison n'est pas égale pour tous les hommes ; le
délire, la perte de la connaissance ou seulement celle de
la mémoire dépendent d'une maladie du cerveau. L'organe
des perceptions est autre que celui du jugement, de la
volonté, de l'imagination, de la mémoire : et l'organe de
l'imagination doit être dans le cerveau, le plus éloigné de
l'organe des perceptions, et cela parce que, quand celui-ci
est assoupi par le sommeil, celui-là peut entrer en action
et produire des rêves.

« L'inégalité de consistance dans la pulpe du cerveau,
« les altérations de la couleur et de toutes les apparences
« sensibles du cerveau forment, avec l'inflammation des
« méninges et des anfractuosités cérébrales, le caractère
« organique le plus constant de la folie. » dit Cabanis dans
les Rapports du physique et du moral de l'homme. (1).
— Juger, raisonner, imaginer, ne peut jamais être que
sentir. Dans le sommeil, l'on agite le bras, la jambe ou
toute autre partie du corps, suivant le siège des impressions que l'organe sensitif reçoit et combine, suivant le
caractère propre des idées qui se forment alors dans le
cerveau. Cabanis croyait, avec Bichat, Pinel, Esquirol et
ses contemporains, que les affections nerveuses, le délire
et la folie peuvent avoir leur siège ou leur cause dans les
viscères thoraciques et abdominaux.

Bichat écrit : « les folies diverses ont le plus souvent
« leur foyer principal dans quelques viscères de l'épigas-
« tre profondément affecté, et le cerveau ne cesse plus

---

(1) Cabanis. — Rapport du physique et du moral de l'homme.
1796-97, publié en 1802.

« que par contre-coup d'exercer regulièrement ses fonc-
« tions. » (1).

Pinel estimait en général que le siège primitif de la
manie était dans la région de l'estomac, c'est de ce centre
que le mal s'irradiait dans l'entendement pour le trou-
bler. (2).

De même Esquirol « les causes de l'aliénation mentale
« n'exercent pas toujours leur action directe sur le cer-
« veau... Tantôt, les extrémités du système nerveux et les
« foyers de la sensibilité placés dans diverses régions,
« tantôt le système sanguin et lymphatique, tantôt l'ap-
« pareil digestif, tantôt le foie et ses dépendances, tantôt
« les organes de la reproduction sont le premier point de
« départ de la maladie. » (3).

Gall montra que la folie a son siège immédiat dans le
cerveau, ou plus exactement dans les circonvolutions cérébrales qui « doivent être reconnues pour les parties où
» s'exercent les instincts, les sentiments, les penchants,
» les talents, les qualités effectives en général, les forces
» morales et intellectuelles » (4).

Gall ne voit dans l'intelligence et la raison que des mots
abstraits qui expriment la somme de nos facultés intellectuelles, comme il ne voit dans la volonté qu'un résultat
de nos énergies morales. L'unité apparente du Moi est

(1) Bichat. — Recherches physiologiques sur la vie et la mort.
Paris, an VIII.

(2) Pinel. — Traité médico-physiologique sur l'aliénation mentale
et la manie. Paris, an IX.

(3) Esquirol. — Des maladies mentales. Bruxelles, 1838, I, 38.

(4) Gall. — Anatomie et physiologie du système nerveux en général et du cerveau en particulier. Paris, 1810.

un phénomène purement subjectif du même ordre. La liberté morale n'existe pas davantage, c'est une illusion.

Vers cette même époque (1806) Double (1), présente des considérations sur la valeur séméiologique des songes. Il divise les rêves en quatre catégories :

a) Rêves dépendant de la réaction de l'organe pensant en lui-même.

b) Rêves dépendant de l'action des sensations extérieures.

c) Rêves dépendant de l'association des idées.

d) Enfin, rêves dépendant de l'action des sensations internes et des fonctions animales.

Les rêves peuvent ainsi révéler les tempéraments. Les sanguins rêvent : chants, musique, repas, danses, jeu ; les mélancoliques : des spectres, des ombres, la solitude, la mort ; les phlegmasiques : de fantômes blancs, des lieux humides, de l'eau ; les bilieux : des corps noirs, des assassinats, des incendies.

Il signale des rêves pronostiqués : comme on ne doit pas rêver dans le sommeil profond, l'existence du rêve, dans les premiers moments du sommeil, marque un dérangement de l'économie générale.

A peu près à la même époque, Choquet est d'avis qu'on n'ajoute pas trop de foi aux symptômes équivoques des rêves, quoiqu'il admette une certaine influence séméiologique des sensations sur les songes (2).

Moreau de la Sarthe, dans l'article : « Rêves » du

---

(1) Double. — Considérations séméiologiques sur les songes (*Journal général de Médecine*, vol. XXVII, octobre 1806).

(2) Choquet. — Hypnologie ou du sommeil considéré dans l'état de santé et de maladie (Thèse de Paris, 1808).

Dictionnaire des sciences médicales (1) remarque que les auteurs qui ont écrit sur la séméiotique par le rêve ont montré, avec raison, qu'il fallait faire la part des préoccupations mentales, de la position du dormeur, et des excitations extérieures. « En général, conclue-t-il, les songes ont d'autant moins d'importance, sous le point de vue séméiotique, qu'ils tiennent moins dans leurs causes aux fonctions de relation. »

Il divise les rêves en trois classes :

1° Les rêves par irritation générale, fébrile ou non fébrile.

2° Les rêves qui annoncent un état morbide de différents viscères de l'abdomen, de la poitrine.

3° Les rêves qui annoncent une disposition morbide plus ou moins grande de l'encéphale.

Leibnitz et tous les spiritualistes voient dans le rêve la manifestation de l'âme. De même que Descartes ne pouvait concevoir le sommeil sans rêve, Leibnitz et ses élèves Maine de Biran entre autres, donnent de la permanence du rêve plusieurs raisons parmi lesquelles la plus importante est l'union intime de l'âme et du corps, de ce corps qui est toujours en acte, et par ses impressions organiques et par les mouvements internes des viscères, et par ceux de la circulation du sang; d'où cette conclusion que par suite de tous ces mouvements du corps, on n'est jamais sans sentiment ni perception quand on dort, lors même qu'on semble être sans songe.

Voilà, aussi brièvement et aussi complètement que nous avons pu le faire, rapportées les doctrines qui depuis la

----

(1) Moreau de la Sarthe. — Article « Rêve » in *dictionnaire des sciences médicales*, t. XLVIII, Paris 1820.

plus haute antiquité, expliquent et gouvernent les phénomènes psychiques. En nous résumant, nous voyons que
deux grandes doctrines sont en présence, l'une qui a
essayé de ramener la psychologie à l'étude de la matière,
l'autre, au contraire, qui la dégage des phénomènes natu-
rels pour en faire la manifestation d'un principe supérieur, l'esprit, l'âme qui n'a avec le corps que des rapports
de contiguité. Le corps est un instrument donné à l'âme et
toujours, derrière les manifestations corporelles, il faut
chercher l'âme qui les produit. Cette doctrine qui a régné
si longtemps et qui compte encore aujourd'hui de nombreux adeptes a compliqué comme à plaisir l'étude des
manifestations supérieures de l'activité cérébrale. Mais,
grâce à la méthode que Descartes inventa et dont il n'osa
se servir, lorsqu'il se mit à étudier le cerveau de l'homme,
la psychologie est entrée de nos jours, dans le domaine
de l'expérimentation et de l'observation scientifiques. C'est
en essayant de déterminer la constitution intime de la
cellule cérébrale, c'est en essayant de connaître sa fonction que les auteurs modernes ramènent les manifestations psychiques à l'étude du développement et de l'activité du cerveau, méthode déjà si fertile en résultats. C'est
là assurément la partie historique de notre travail qui
serait la plus intéressante. Mais comme il faudrait expo-
ser des théories, des résultats d'expériences ou d'observations qui nous mèneraient bien loin de notre sujet, nous
renvoyons aux traités spéciaux, nous bornant, dans le
courant de notre travail, à citer ceux des auteurs dont
nous aurons besoin d'invoquer l'autorité, et dont les œuvres sont en rapport avec notre sujet.

CHAPITRE II

SOMMEIL ET VEILLE. — MANIFESTATIONS NORMALES
ET MORBIDES
RAPPORTS DU RÊVE AVEC LE DÉLIRE
INFLUENCE DU RÊVE SUR LE DÉLIRE

I

Le rêve est un phénomène psychique qui se produit dans certaines conditions, lorsque l'individu est séparé du monde extérieur, ce qui est réalisé dans le sommeil. L'étude du sommeil est intimement liée à celle du rêve, et on ne peut connaître celui-ci que tout autant qu'on connaît celui-là. Lasègue (1) décrit deux espèces différentes de sommeil : le naturel et l'artificiel. Ces deux espèces présentent des différences à toutes leurs périodes. Dans le mode de début : le sommeil artificiel est indépendant des révolutions cosmiques de la nuit et du jour. Pour le produire, il faut l'intervention d'un tiers, homme ou objet. Le sommeil naturel est spontané, de beaucoup favorisé par la nuit. Dans les deux cas, pour qu'ils se produisent, ces deux modes de sommeil ont besoin de certaines conditions : l'occlusion des paupières, l'immo-

(1) Lasègue. — *Études médicales*, Paris, 1884, t. I, 1.

bilité du corps, l'éloignement de toute cause extérieure d'excitation. De plus, dans le sommeil artificiel, l'individu doit être soustrait à toute excitation extérieure et intérieure.

A la période d'état, on se trouve, suivant le mode d'action employé pour provoquer le sommeil, en présence de trois variétés : le sommeil hypnotique, le sommeil toxique, le sommeil naturel.

1° LE SOMMEIL HYPNOTIQUE.—Il ne repose pas; l'hypnotisé présente de la rigidité musculaire, rien ne le réveille, sauf un souffle sur les paupières; enfin, il ne rêve pas : chez lui, l'intelligence est incapable de fonctionner.

2° LE SOMMEIL TOXIQUE. — Il ne demande pas l'intervention de la volonté, l'agent toxique suffit à tout; il est essentiellement rêveur, la résolution musculaire est extrème.

3° LE SOMMEIL NATUREL. — Ne demande la participation de la volonté que dans une certaine mesure, l'occlusion des yeux est une condition indispensable. Il permet les rêves, met le dormeur en résolution, et peut être interrompu par toutes les causes capables de l'entraver à son début. C'est, par excellence, le sommeil qui repose.

Le sommeil naturel comprend cinq périodes : 1° l'appétit du sommeil; 2° le sommeil commençant, qui s'étend en général de onze heures à une heure; 3° le sommeil dans son plein, qui s'étend de une heure à trois heures du matin; 4° le sommeil décroissant, qui s'étend de trois heures à sept heures du matin; 5° l'appétit du réveil et le réveil.

Il ne faut pas croire, ajoute Lasègue, qu'il s'agisse d'une division fantaisiste, arbitraire; ces divers temps diffèrent grandement, et il est présumable que chacun d'eux est en rapport avec un état spécial de la circulation cérébrale.

Lorsque le sommeil naturel se produit, il peut se produire dans la sphère psychique trois ordres de manifestations : des hallucinations hypnagogiques, des rêves, des hallucinations.

II

HALLUCINATIONS HYPNAGOGIQUES

Baillarger, dans un mémoire lu à l'Académie royale de médecine, en 1842, est le premier qui se soit occupé de cet ordre de phénomènes du sommeil (1). Ces hallucinations se produisent dans la première et la dernière période du sommeil, à ce moment où l'on n'est pas tout à fait endormi, ni complètement réveillé, où l'influence de la volonté a cessé, alors que le sentiment du moi persiste encore. Elles ne diffèrent des hallucinations de la veille que par ce caractère; comme ces dernières, elles sont dues à l'exercice involontaire de la mémoire et de l'imagination.

Ces hallucinations seraient pour Baillarger l'indice d'un délire imminent.

C'est Maury qui a fait une étude complète de ces hallucinations et c'est lui qui leur a donné leurs noms (2). Pour qu'elles se produisent, il faut que l'attention ait complètement disparu, c'est là une condition d'une nécessité absolue: l'imagination a alors libre cours et l'esprit est

(1) Baillarger. — De l'influence de l'état intermédiaire à la veille et au sommeil. *Ann. médico-psych.*, t. VI, juillet 1815.

(2) Maury. Des hallucinations hypnagogiques ou des erreurs des sens dans l'état intermédiaire entre la veille et le sommeil. (*Ann. méd. physico.*, t. XI. janvier 1848).

le jouet des images évoquées par l'imagination, que celles-ci le remplissent tout entier, le mènent où elles vont, le ravissent comme au-dehors de lui, sans lui permettre dans le moment de réfléchir sur ce qu'il fait, quoique ensuite rappelé à lui, il puisse parfaitement se rappeler ce qu'il a éprouvé, et qu'il soit en état de le décrire. L'attention ne devant être provoquée par rien pour que le phénomène se produise, il est nécessaire qu'aucune excitation ne provoque les sens. De là la nécessité absolue de l'occlusion des yeux pour que les hallucinations aient lieu.

Quelles que soient les images qui s'offrent aux yeux dans l'état intermédiaire à la veille et au sommeil, elles ne s'offrent qu'un temps très court et disparaissent avec la plus grande rapidité.

Ces hallucinations se produisent, surtout dans les cas de poussées congestives du cerveau, chez les personnes qui sont sujettes aux douleurs de tête; dans les cas de fatigue intellectuelle ; sous l'influence de certains excitants, le thé, le café, les vins ; il y a un rapport assez étroit entre les hallucinations et les rêves ; elles apparaissent surtout chez les personnes qui rêvent beaucoup. C'est ce qui avait fait appeler, par Purkinge et Gruitheissen, les hallucinations hypnagogiques, « les éléments du rêve ». Ce sont ces images qui apparaissent avant le sommeil complet qui forment la base des songes.

Maury, qui est très sujet aux hallucinations hypnagogiques, remarque que les nuits, où il a éprouvé le plus d'hallucination, sont celles où il a rêvé davantage, ou du moins celles où les rêves qu'il a fait, ont laissé le plus de souvenir dans son esprit. Sa mère, qui ne se souvient pas d'avoir jamais rêvé, n'a jamais eu d'hallucinations. L'une

des plus caractéristiques de ces hallucinations est la suivante rapportée par Maury : « J'avais, il y a dix-huit ans,
« passé la soirée chez le peintre Paul Delaroche, et y
« avais entendu de gracieuses improvisations sur le
« piano, d'un habile compositeur, M. Ambroise Tho-
« mas. Rentré chez moi, je me couchai et demeurai long-
« temps sans pouvoir dormir; à la fin, le sommeil me
« gagne, je clos les paupières, et voilà que j'entends,
« comme dans le lointain, plusieurs des jolis passages
« qu'avaient exécutés les doigts brillants de M. Ambroise
« Thomas. Notez que je ne suis pas musicien et ai la
« mémoire musicale peu développée ; je n'eusse certai-
« nement pas pu me rappeler à l'état de veille de si longs
« morceaux (1) ».

_____

(1) Maury. Le Sommeil et les Rêves, p. 69.

III

RÊVES

Les rêves dit Lelut (1). « constituent l'état de la pensée » dans le sommeil. Ce serait, pour parler le langage de » Jouffroy, le retour de l'esprit à sa libre allure, une » allure libre et reposée. » Les rêves malgré une incohérence qui est quelquefois portée très loin offrent les mêmes éléments intellectuels que l'état de veille. Il y existe des sentiments, des passions, des idées dont était occupé l'esprit, peu d'heures avant l'invasion du sommeil. Si les idées s'y heurtent, s'y succèdent, d'une façon parfois bizarre, contradictoire, souvent aussi elles s'y dégagent si nettement, s'y enchaînent avec tant de logique, qu'au moment du réveil, le songe a peine à être distingué de la réalité qui a précédé et de celle qui va suivre.

Le rêve est pour Maury, une réminiscence, la mémoire seule agit, et n'étant aidée par aucune sensation extérieure ni par le contrôle du jugement, produit des associations nouvelles qui constituent le rêve. Sur un fait ancien, souvent oublié à l'état de veille s'échafaude, grâce aux associations d'idées déterminées par l'image ancienne, tout un roman plus ou moins bizarre, plus ou moins mûri, souvent assez incohérent.

------

(1) Lelut. — Mémoire sur le sommeil, les songes et le sonnambulisme. (*Ann. méd. phys.*, 2e série, t. IV, juillet 1852).

Laupts définit le rêve ; le fonctionnement individuel, intempestif d'un ou de plusieurs centres, alors que les autres reposent. Or, du fonctionnement individuel d'un centre, résulte l'existence, l'individualisation de ce centre.

Le rêve présente certains caractères qui le différencient de l'autopsychisme normal, ce sont : 1° la perte de la notion du temps, la rapidité énorme avec laquelle, à l'insu du dormeur, se succèdent les différentes impresisons. Laupts signale un rêve assez long entre le premier et le dernier coup de cinq heures sonnés à une cloche voisine(1). Maury cite un exemple de cette rapidité du rêve qui lui est personnel : « J'étais un peu malade et je me
» trouvais couché dans ma chambre, ayant ma mère à
» mon chevet Je rêve de la Terreur, j'assiste à des scènes
» de massacre, je comparais devant le tribunal révolu-
» tionnaire, je vois Robespierre, Marat, Fouquier-Tin-
» ville, toutes les plus vilaines figures de l'époque terri-
» ble ; je discute avec eux ; enfin, après bien des évène-
» ments que je ne me rappelle qu'imparfaitement et dont
» je ne voudrais pas vous ennuyer, je suis jugé, condamné
» à mort, conduit en charrette au milieu d'un concours
» immense, sur la place de la Révolution ; je monte sur
» l'échafaud , l'exécuteur me lie sur la planche fatale ; il
» la fait basculer, le couperet tombe, je sens ma tête se
» séparer de mon tronc, je m'éveille en proie à la plus
» vive angoisse, je me trouve sur le sol ; la flèche de mon
» lit s'était détachée et était tombée sur mes vertè-
» bres cervicales, à la façon du couteau de la guillotine.

_____

(1) Laupts. — Le fonctionnement cérébral pendant le rêve et pendant le sommeil hypnotique. (*Ann. medico-psycho.*, Nov.-Déc. 1895, p. 354).

» Cela avait eu lieu à l'instant, comme ma mère me le
» confirma, et cependant c'était cette sensation externe
» que j'avais prise pour point de départ d'un rêve où tant
» de faits s'étaient succédés. Au moment où j'avais été
» frappé, le souvenir de la redoutable machine, dont la
» flèche de mon lit représentait l'effet, avait éveillé toutes
» les images d'une époque où la guillotine a joué un rôle
» si affreux (1). »

2° La fugacité, la disparition, l'oubli des rêves : généralement on se souvient d'autant mieux que l'on est moins
éloigné de l'instant du réveil. Si, à ce moment, le rêve
parvient à être ressaisi et fixé dans la mémoire, on le re-
trouvera ultérieurement avec une certaine facilité. Il n'en
est pas toujours ainsi, il arrive souvent qu'au réveil on se
rappelle avoir rêvé, mais, malgré tous les efforts que l'on
peut faire, on n'arrive pas à savoir ce à quoi l'on a rêvé.

Le rêve peut se produire dans deux conditions différentes : à l'état normal, à l'état pathologique alors que le
sujet est atteint d'une affection organique ou d'une maladie mentale.

RÊVES PHYSIOLOGIQUES

Normalement le rêve se produit d'autant plus facilement
d'autant plus souvent, que l'individu est plus nerveux, qu'il
est excité soit par une boisson excitante : le thé, le café,
l'alcool ; soit par une longue veille, un travail opiniâtre.
Il y a des gens qui ont rêvé toute leur vie et toutes les

(1) Maury. — Observations sur les analogies des phénomènes du
rêve et de l'aliénation mentale. Mémoire lu à la Société med.-psy-
cho, 25 oct. 1852. (Ann. medico-psycho, t. IV, 1852, p. 418).

nuits, il y en a d'autres qui n'ont jamais rêvé. Quelle que soit la fréquence du rêve, on peut distinguer plusieurs modalités dans sa production. On peut les ranger sous deux chefs principaux : des rêves d'images, des rêves d'images et de sentiments.

1° RÊVES D'IMAGES. — Les images provoquées au cours du sommeil appartiennent aux différents centres de mémoire visuelle, auditive, motrice, etc... mais ce sont les images visuelles qui sont les plus fréquentes et qui jouent le principal rôle. Elles atteignent quelquefois un degré de force, une harmonie, une unité qui les assimilent aux plus vives perceptions de l'état de veille. Il en résulte pour le songeur des scènes d'une lucidité et d'une vraisemblance inouïes, des scènes dont, au réveil, il a beaucoup de peine à reconnaître, sur le champ, la fausseté.

Les images auditives à l'état de pureté sont très rares. Ce qu'il y a de plus curieux ce sont les rêves visuels verbaux. Ces rêves qui se produisent généralement après un effort de travail intellectuel, de composition, de corrections d'épreuves, consistent dans la vue de caractères manuscrits ou imprimés que le dormeur a écrits à l'état de veille.

Rêves par articulation verbale. — Le songeur parle et ses paroles se rapportent la plupart du temps aux images visuelles qui le hantent. Le sujet peut ainsi parler mentalement, et alors il fait la conversation avec une personne qu'il voit en rêve.

« Il y a quatre mois, j'eus un des rêves les plus clairs,
» les plus nets, les plus raisonnables que j'ai jamais eus.
» Je soutenais avec un interlocuteur une discussion sur
» l'immortalité de l'âme, et tous deux nous faisions valoir

» des arguments opposés, qui n'étaient autres que les
» objections que je me faisais à moi-même (1) ». « Il y a
» quelques mois, le mot de Mussidan, me revint à la
» mémoire : je savais bien que c'était le nom d'une ville
» de France, mais où était-elle située, je l'ignorais, ou,
» pour mieux dire, je l'avais oublié ; quelques jours après,
» je vis en songe un certain personnage qui me dit qu'il
» venait de Mussidan ; je lui demandai où se trouvait
» cette ville. C'est, me répondit-il, un chef-lieu de canton
» du département de la Dordogne. Je me réveille peu de
» temps après : c'était un matin, le songe m'était parfai-
» tement présent, mais j'étais dans l'incertitude de savoir
» si mon personnage m'avait, oui ou non, dit vrai. Le
» nom de Mussidan s'offrait alors de nouveau à mon
» esprit, dans les mêmes conditions que les jours précé-
» dents, sans que je susse où était placée la ville qu'il
» désignait. Je me hâte de consulter un dictionnaire géo-
» graphique, et, à mon grand étonnement, je m'assure que
» l'interlocuteur de mon rêve savait mieux la géographie
» que moi, c'est-à-dire, bien entendu, que je m'étais rap-
» pelé en rêve un fait que j'avais oublié à l'état de veille,
» et que j'avais mis dans la bouche d'autrui, ce qui
» n'était qu'une mienne réminiscence (2) ».

Ces rêves peuvent même prendre l'aspect prophétique.
Telle est l'observation rapportée par Maury, d'un de ses
amis, qui, ayant, dans son enfance, passé quelque temps à
Montbrison, y retourne vingt-cinq ans après pour revoir le
théâtre de ses premiers jeux et les vieux amis de son père.
La veille de son départ, il se croit, en rêve, arrivé au but

_____

(1) Maury. — *Loc. cit.*
(2) Maury. — *Loc. cit.*

de son voyage, et dans un certain lieu qu'il n'a jamais vu, il rencontre une personne dont les traits lui sont inconnus et qui lui dit être un ami de son père, qu'il avait vu dans son enfance, mais dont il ne se rappelait que le nom. Cet ami arrive à Montbrison, et quel n'est pas son étonnement de reconnaître la localité qu'il avait vue en songe, et de rencontrer la même personne, amie de son père, qu'il reconnut avant même qu'elle se nommât, pour l'avoir vu quelques jours auparavant dans son rêve.

A côté de ces rêves, dus au fonctionnement isolé d'un centre cérébral, et qui sont relativement rares, existent des rêves beaucoup plus généralisés, rêves mixtes, produits par l'association d'images diverses, visuelles, auditives, verbales, etc. Les images se suivent, s'enchevêtrent comme dans la vie normale. Ce sont là les rêves les plus communs que chacun a pu observer sur soi-même. J'emprunte encore à Maury une observation qui montre bien comment se fait l'association d'idée et comment cette association peut aboutir à un tout, cohérent ou incohérent.

« Un matin, je me rappelai que j'avais eu un rêve qui avait
» commencé par un pélerinage à Jérusalem, ou à la Mec-
» que; je ne sais pas au juste si j'étais alors chrétien ou
» musulman. Après bien des aventures, que j'ai oubliées,
» je me trouvai rue Jacob, chez M. Pelletier, le chimiste, et
» après une conversation avec lui, il se trouva qu'il me
» donna une pelle de zinc qui fut mon grand cheval de
» bataille dans un rêve subséquent, et qui a été plus
» fugace que les précédents. Voilà trois idées, trois scènes
» principales qui me paraissent liées entre elles par les
» mots *pélerinage, Pelletier, pelle,* c'est-à-dire par trois
» mots commençant de même, qui s'étaient associés
» évidemment, uniquement par cette assonance, et étaient

» les liens d'un rêve, en apparence fort incohérent (1) ».

Maury rapporte encore le rêve d'une personne de sa connaissance dans lequel, les mots: *jardin, Chardin* et *Janin,* s'étaient si bien associés que le rêveur vit le jardin des plantes, dans lequel il rencontra le voyageur en Perse, Chardin, qui lui donna le roman de Jules Janin « L'âne mort et la femme guillotinée » (2).

C'est au cours de ces rêves que se produit chez les penseurs, les artistes, les musiciens, un travail de fécondation des idées, qui souvent donne lieu à des pensées, à des *idées* nouvelles et vraies, à des résultats intellectuels non sans valeur, quelquefois même à des traits de génie.

Il est d'observation banale que lorsqu'on se couche après avoir travaillé longtemps, sans avoir pu arriver à un résultat satisfaisant, on est tout étonné au réveil de trouver sans efforts la solution, l'idée, qu'on avait vainement cherchée la veille. On sait que Condillac a composé en songe plusieurs passages de son « Cours d'études »; que Tartini prit dans les souvenirs d'un rêve qui venait de se terminer les éléments de sa fameuse « Sonate du diable ». Mais, dans ces rêves, vient souvent se mêler un élément nouveau, qui donne au rêve plus d'intensité, l'hallucination. Nous verrons plus tard les rapports qui unissent ces deux phénomènes.

Tous les rêves que nous venons de signaler sont des rêves auxquels le dormeur assiste généralement avec la plus parfaite indifférence ou avec un sentiment très léger de plaisir ou d'ennui: il n'y a là qu'un simple réveil, ou que de simples associations d'images ou de mots. Il en

(1) Maury. — *Loc. cit.*
(2) Maury. — *Loc. cit.*

va autrement des rêves que nous allons essayer d'étudier maintenant.

RÊVES D'IMAGES ET DE SENTIMENTS. — Ces rêves sont dus à la propagation d'excitations venues de l'organisme et qui s'étendent jusqu'au cerveau, où elles réveillent des images visuelles ou auditives appropriées, soit à des excitations du cerveau, qui occasionnent ensuite une réaction périphérique. Ce sont les rêves érotiques, par exemple ; chez un homme continent, chaste, les nuits sont souvent troublées par des apparitions de femmes légèrement vêtues, faisant des gestes obscènes ; ce sont des rêves de débauche, auxquels le sujet est tout étonné d'assister, et bien souvent, l'impression est si forte qu'elle détermine le réveil. Ces rêves sont très fréquents dans les asiles où les malades sont voués à une continence forcée, et même chez ceux dont le délire est très actif, les rêves prennent un caractère érotique, qui, quelquefois même, impriment au délire une modalité spéciale. C'est ainsi qu'un malade dont nous citerons l'observation dans un des chapitres suivants, atteint d'un délire de persécution très violent, avait dans la nuit des rêves érotiques : il voyait des femmes qui se moquaient de lui, et dans la journée, il entendait encore ces femmes et répondait en termes assez vifs à leurs insinuations. Plus tard, lorsque son délire fut moins actif, on permit au malade de sortir quelquefois, et alors, pendant quelque temps, les rêves érotiques disparaissaient et étaient remplacés par des rêves qui avaient des rapports assez étroits avec ses idées délirantes.

Tous les sentiments sont susceptibles au même titre que les idées érotiques de faire leur apparition dans le champ intellectuel du dormeur. Tantôt provoqués par une digestion pénible, par la gêne circulatoire, tantôt déclenchés en quelque sorte par une image visuelle banale ; sans malaise physique.

A côté de ces rêves dus à une excitation périphérique ou mentale, on doit ranger ce qu'on peut appeler des rêves de compensation (1), qui sont occasionnés par le fonctionnement des centres qui ne fonctionnent pas ou peu pendant la veille, anhilés qu'ils sont alors par les centres qui fonctionnent. Un exemple est fourni par ce fait : les gens qui, en veillant, ont leurs pensées accompagnées d'images visuelles pauvres, obscures, à contours vagues et indécis, ont souvent, en rêve, de merveilleuses visions, nettes, précises, superbement colorées. Rien d'étonnant donc de trouver, par compensation, en rêve, chez un pacifique, des idées de destruction, chez un brave, un sentiment de peur. Nous trouvons encore ces rêves dans l'état de maladie : un infirme rêve qu'il court, qu'il monte à cheval. Dans la folie nous trouvons aussi des rêves partiels : une malade de mon service, jeune mélancolique qui passe toutes ses journées assoupie dans un coin, se lamentant et pleurant, racontant qu'elle est damnée, qu'elle est à charge à sa famille, qu'elle est dans une impuissance absolue à travailler, à subvenir aux besoins des siens, et qu'elle n'a plus qu'une chose à faire, mourir, a, lorsqu'elle dort, des rêves dans lesquels elle se voit comme autrefois, dans sa famille, contente et heureuse. « Je voudrais, dit-elle, que ces rêves ne finissent « jamais. » Notez que, chez cette malade, ces rêves n'ont apparu que longtemps après le début de sa maladie, car

(1) Laupts. — *loc. cit.*

à ce moment là, les rêves qu'elle faisait, étaient tristes, en conformité avec son délire.

RÊVES PATHOLOGIQUES

Nous en arrivons ainsi à l'étude du rêve dans les manifestations morbides. C'est là un chapitre intéressant, et dès la plus haute antiquité, les rapports du rêve et des affections organiques n'avaient pas échappé aux médecins. De nos jours, cette question est toute d'actualité et nombreux sont les auteurs qui l'ont étudiée. Dans les états pathologiques les rêves peuvent apparaître longtemps avant le début de la maladie, et en sont ainsi les signes précoces. Le travail pathologique latent du début des divers états morbides de l'organisme peut, pendant le sommeil, devenir sensible, appréciable, et provoquer des rêves qui auront des rapports plus ou moins directs ou sympathiques avec l'organe troublé dans ses fonctions. Les maladies du cœur sont souvent annoncées par des rêves tristes et alarmants, « le comte de N... dit Moreau de la Sarthe, chez lequel j'ai observé pendant plusieurs mois, et sans pouvoir l'arrêter, le développement d'une péricardite chronique et latente, s'était trouvé d'abord et constamment tourmenté chaque nuit par des rêves pénibles et effrayants. Ces rêves avaient attiré mon attention ; ils me donnèrent un premier aperçu sur le véritable caractère de son état, et m'inspirèrent de tristes pressentiments, que l'issue funeste de cette maladie ne justifia que trop dans la suite. Du reste le resserrement de poitrine pendant le sommeil, l'oppression, l'impression de souffrance, d'irritation, qui peuvent résulter d'une phlegmasie latente, d'une congestion sanguine, d'un état rhumatismal ou névralgique de quelques-uns des organes renfermés dans cette cavité, pourront occasionner différentes espèces de rêves qu'un observateur attentif aura soin de remarquer (1).

Macario cite une observation personnelle : « j'ai rêvé » une nuit que j'avais un violent mal de gorge. A mon réveil » j'étais bien portant, mais quelques heures plus tard, » je fus atteint d'une amygdalite intense (2). »

L'observation de Sergueyeff est des plus intéressantes, elle a trait à un rêve qui a servi de signe pronostique à longue échéance : « un savant français fit en Egypte un » voyage d'exploration, au cours duquel il fut atteint » d'ophtalmie. Après retour en France et guérison com- » plète, dix années s'écoulèrent, le savant ne songeait » plus à son voyage passé qu'à de très rares intervalles, » lorsqu'il s'aperçut, avec une certaine surprise, que » l'Egypte et ses localités diverses lui revenaient en rêve, » avec une fréquence toute particulière. Cela dura quelque » temps et bientôt se déclara derechef l'affection ophtal- » mique dont il avait jadis souffert. (3) »

Ces différentes affections morbides des viscères du bassin peuvent être soupçonnées par la nature et le sujet des rêves des personnes qui en sont atteintes. Nelson remarque que pendant la menstruation et la grossesse la femme rêve davantage. (4). Tissié donne quelques indica-

---

(1) Moreau de la Sarthe — Grand dict. de méd. art. Rêves.

(2) Macario — *Annales méd. psycho.* T. IX 1847. p. 29.

(3) Sergueyeff. — Physiologie de la veille et du sommeil 1890. T. II p. 791.

(4) Julius Nelson. — A study of dreams. *The American journal of psychology,* Vol. 1, May 1888, 1125.

tions sur la nature de ces rêves : les rêves d'origine circulatoire ont, pour caractéristique, un sentiment de peur,
d'angoisse, accompagné de représentations spéciales,
telles que des incendies, des chutes, des spectacles san-
glants, des scènes de meurtre et de carnage. Ceux d'origine respiratoire éveillent chez les dormeurs, la sensation
d'oppression et d'étouffement. Les rêves liés à la digestion
procurent des images gustatives. La fièvre, le parasitisme,
le tellurisme, le saturnisme, les intoxications ont une
influence sur le rêve. Il donne une observation prise dans
le service de Pitres, se rapportant à un ataxique, atteint
d'atonie génitale à l'état de veille, et qui, dans le sommeil
avait des rêves érotiques dans le sens le plus large du
mot. Il avait en outre des rêves sympathiques à son affection, dans lesquels il se trouvait entouré d'eau, il essayait
de fuir, car il sentait qu'il ne pouvait marcher que difficilement. (1)

RÊVES CHEZ LES ALIÉNÉS

Tous ces rêves que nous ne faisons qu'indiquer, peuvent
avoir, lorsqu'ils sont très nets, comme dans les observations rapportées par les auteurs que nous n'avons fait
que citer, une haute valeur séméiologique, et mettre, dès
le début sur la voie d'un diagnostic précoce. Mais ceux
qui sont les plus intéressants, non seulement au point de

(1) Tissié. — Les rêves. Il cite : Artigue, essai sur la valeur séméiologique des rêves, th. de Paris, 1884. Debacker, des hallucinations
et des terreurs nocturnes chez les enfants et les adolescents, th, de
Paris, 1818. Macario, *loc. cit.* Maury, *loc. cit.* Charlin, rôle du rêve
H. P. 1817.

vue séméiologique, mais aussi au point de vue pathogéni-
que, ce sont les rêves qui précèdent ou accompagnent les
troubles mentaux, les psychopathies. Le délirant, comme
l'homme sain, et même plus que lui, a son sommeil troublé par des rêves qui souvent précèdent et de longue date,
l'apparition du délire. On raconte qu'Esquirol cherchait
souvent dans les paroles, prononcées en rêves par ses
malades, le fond réel de leur délire, lorsqu'ils ne le révé-
laient pas nettement. Le rêve peut être le premier sym-
tôme précurseur du délire. Tel est le cas cité par Brière
de Boismont, d'après Schenkius : « Dans un couvent
» d'Auvergne, un apothicaire, qui était couché avec plu-
» sieurs personnes, ayant été attaqué par le cauchemar, en
» accusa ses voisins, il assura qu'ils s'étaient jetés sur lui
» et avaient cherché à l'étrangler en lui serrant le cou. Tous
» ses compagnons nièrent le fait ; ils affirmèrent qu'il
» leur avait paru passer la nuit sans dormir et dans un
» état de fureur. Pour se convaincre de la vérité, on le fit
» coucher seul dans une chambre exactement fermée,
» après lui avoir donné un bon souper et lui avoir même
» fait prendre des aliments flatulents. L'attaque revint,
» mais cette fois il jurait qu'elle avait été produite par un
» démon dont il décrivait la forme et la tournure. On ne
» put le détourner de cette idée qu'en le faisant traiter
» régulièrement. » (1)

Faure cite une observation dans laquelle les premiers
symptômes de paralysie générale ont apparu en rêves :
« A..., banquier espagnol. Depuis quelque temps, il a
» toutes les nuits des rêves forts agréables, dans lesquels
» il se voit faisant de grandes affaires et gagne beaucoup

_____

(1) Cité par Macario. *loc. cit.*

» d'argent. Les rêves continuent chaque fois, avec une
» augmentation merveilleuse dans les bénéfices. D'abord
» prudent, il est bientôt manifeste qu'il apporte dans les
» affaires les conceptions grandioses de la nuit. On l'en-
» ferme ; en très peu de temps, il arrive au degré le plus
» intense de la paralysie générale. » (1)

Maudsley cite un cas, d'après Baillarger, de paralysie
générale annoncée par un rêve : un marchand grec qui
» après avoir été atteint d'un flux hémorrhoïdal qui dispa-
» rut, rêva pendant quinze nuits qu'il était à la tête d'im-
» menses richesses : puis le délire s'établit dans la veille. »

Cet auteur cite, dans le même ouvrage, une observation
de folie circulaire dont les accès étaient annoncés par un
rêve. « Le fait remarquable de son cas, c'est qu'invaria-
» blement avant chaque accès elle rêvait qu'elle était
» malade de cet accès et que, lorsque l'accès était sur le
» point de finir, elle rêvait qu'elle revenait à la santé,
» qu'elle était gaie et bien portante. » (2)

Dans le *Dictionnaire* de Dechambre, il y a une observation de folie consécutive à un rêve :

« Une domestique nymphomane, âgée d'une quaran-
» taine d'années, qui couchait dans une chambre parfaite-
» ment close, et séparée du reste de la maison par un
» escalier, pénétrait un matin chez un locataire pour lui
» demander compte de la visite qu'il lui avait faite
» pendant la nuit. Elle l'avait tout simplement vu pen-
» dant la nuit en rêve. L'idée fixe de cette visite s'arrêta

---

(1). Faure. — Etude sur les rêves morbides, rêves persistants,
cité par Vaschide et Piéron, Psychologie du rêve, Paris, 1902, p. 50.

(2) Maudsley. — La pathologie de l'esprit, trad. du docteur Gra-
mont, Paris 1883, p. 44, 46.

» si bien dans son esprit que, renvoyée de chez ses maî-
» tres, elle revint à plusieurs reprises redemander des
» explications, et qu'on fut obligé, pour l'écarter, d'avoir
» recours à l'assistance d'agents de police. La famille fut
» obligée de la faire enfermer (1). »

De même le cas du gendarme cité par Taine, d'après
le docteur Lhomme, et souvent rapporté depuis, est encore celui d'un délire où un rêve joua une place prépondé-
rante :

Le gendarme S..., assiste à une exécution capitale qui
lui cause une émotion profonde (tremblements nerveux,
visions de la tête sanglante). Puis, conversation insigni-
fiante avec son maréchal de logis. Il croit que celui-ci va
faire un rapport au ministre, parce qu'il a dit qu'il n'avait
pas bonne opinion des protestants.

« Quelques jours après, je rêvais qu'en effet j'étais con-
» damné à mort par le ministre, sans avoir passé en juge-
» ment. Dans mon rêve, je me voyais tout garotté, et l'on
» me poussait vers la guillotine, en me roulant comme
» un tonneau. Je fus très vivement impressionné de ce rêve,
» je le racontais à mon camarade qui se moqua de moi,
» mais il me revenait très souvent à l'esprit. »

Un peu plus tard, il s'enivre, est menacé d'un rapport,
pense à son rêve, croit entendre chuchoter qu'on le guillotine, y croit fermement, se sauve, a des hallucinations
visuelles, auditives et verbales constantes, tire des coups
de fusil, quand on vient le chercher, ne peut dormir,
mais s'étant endormi enfin, il n'a plus rien au réveil (2).

---

(1) Dechambre. — Dict. encyclopédique des sciences médicales,
1881, art. songe, p. 430.

(2) Taine. — De l'intelligence, t. II, p. 119.

A côté de ces observations, nous citerons une observation personnelle, où le caractère mélancolique du délire semble être en rapport avec des rêves qui ont précédé ce délire.

R... Camille, 59 ans, appartient à une famille de nerveux, dans laquelle plusieurs membres se sont suicidés, d'autres sont morts après des accès de folie. Cette malade est entrée à l'asile de Marseille, le 17 août 1901, après une tentative de suicide qu'elle avait faite chez elle. Elle est dans un état d'anxiété profonde ; elle se croit être un être réprouvé du genre humain, elle s'accuse des plus grandes fautes, elle est la ruine de son père et de son mari. Elle a mené une vie abominable, il n'y a pas de cocotte, dit-elle, qui vive dans la luxure autant qu'elle y a vécu ; elle a épuisé son mari, elle a communiqué les maladies les plus affreuses à tous les messieurs qui fréquentaient sa maison. Elle est la cause de la dépopulation de la France qu'elle a empestée ; par elle, les fils qui l'unissaient aux siens sont rompus, elle n'a plus de famille, plus de mari, tous sont morts par sa faute et ont été enterrés vivants. Elle contamine tous ceux qui l'entourent, elle n'est plus une créature humaine, mais une bête, quelque chose d'affreux, d'inouï, qui n'a plus rien, plus de corps, plus d'estomac, plus de foie, plus de cœur. Elle a tout perdu, on lui a même arraché ses excréments, elle ne peut plus penser, elle n'a plus de cerveau ; il n'y a qu'une chose qui l'étonne, c'est qu'elle puisse encore parler. On ne doit plus la soigner, on ne doit plus la faire manger, elle est indigne des soins qu'on lui prodigue, on doit la faire mourir, il lui faut la cour d'assises, l'échafaud, car les crimes les plus abominables, depuis l'inceste jusqu'à l'infanticide, elle les a tous commis. Minée par ces idées, elle ne veut pas manger, on est obligé de la nourrir à la sonde, aussi elle maigrit à vue d'œil, elle se laisse aller dans sa tenue, et même, dans la sphère psychique, on constate un commencement de démence.

Dans la période qui a précédé l'éclosion de sa folie, cette malade accuse des rêves dans lesquels elle voyait tout ce qui est arrivé « j'ai rêvé la réalité ». Elle rêvait qu'elle ruinait son père, qu'elle avait vendu tous les titres constituant sa fortune et celle de son mari, pour en faire le pire usage. Elle rêvait qu'elle avait volé sa famille : elle entendait des voix qui lui reprochaient sa conduite, qui l'accusaient d'être une femme de mauvaise vie. A l'époque de la mort de sa mère, qui semble avoir été la cause déterminante de son état actuel, elle a rêvé qu'elle avait laissé enterrer sa mère vivante, et elle a vu sa mère qui venait le lui reprocher. Plus tard, en pleine période délirante, elle apprend, en rêve, que son mari vient de mourir, qu'elle ne le verra plus. Le matin à son réveil, elle se désespère et se lamente, et, à la visite, dit au médecin qui l'exhorte, qui la calme, en lui promettant qu'un jour elle sera rendue à sa famille et à son mari : « mon mari, je ne le verrai plus, il est mort, on me l'a dit », et il a été impossible de la convaincre du contraire, malgré la lecture d'une lettre que le chef de service venait de recevoir du mari de la malade.

Autre observation : Mme Marie-Louise C..., 64 ans, vient des Petites Sœurs des pauvres. Mélancolie anxieuse, pleure, se désespère, veut mourir, N'a jamais rêvé avant d'être dans l'état actuel. Mais depuis, elle est en butte, pendant la nuit, à toutes sortes d'exactions : elle entend des voix qui l'accusent d'être une femme de mauvaise vie, d'avoir commis des vols, d'avoir assassiné et d'avoir fait assassiner. On lui jette de la poudre sur le visage, dans le lit, elle sent mauvais. La nuit dernière, elle a entendu les esprits, qui lui ont dit qu'elle irait à Cayenne. Une autre fois, elle a entendu la sœur lui dire qu'elle ne devait plus manger. Aussi, le matin à son réveil, elle se désespère, elle essaie de se disculper de toutes les accusations portées contre elle ; elle ne mange pas, puisqu'on le lui a interdit. Elle passe les mains sur la figure pour enlever la poudre qu'on lui a jetée au visage pendant la nuit, et, un jour que je lui disais qu'elle n'avait rien, qu'elle avait un visage comme tout le monde, elle me dit : « Non, je suis noire, je suis affreuse, cette poudre qu'on m'a jetée, je la sens. » Je lui ai mis devant les yeux une petite glace de poche, et, malgré cela, elle a continué à dire qu'elle n'était pas comme toutes les autres, qu'elle avait de la poudre sur la figure, qu'elle était noire. Un jour qu'elle était au lit à cause d'une contusion de la hanche qu'elle s'était faite en tombant, elle se lève malgré la douleur, elle descend dans la cour, où elle arrive exténuée, parce que, dans la nuit, elle avait entendu un esprit lui ordonner de se lever. Chez cette malade, tout le délire n'est que l'interprétation des phénomènes nocturnes ; à l'état de veille, il n'y a aucun apport de la part du monde extérieur à son délire.

Dans le délire de persécution, c'est bien souvent pendant la nuit, à l'occasion d'un rêve, que le malade voit et entend ses persécuteurs. Réveillé, il se convainc bien vite de l'illusion qu'il a eue pendant son sommeil, mais que ces rêves se répètent, que les hallucinations diurnes s'ajoutent aux rêves de la nuit et il ne distinguera plus le réel de la fiction, le songe de la réalité ; le délire naîtra.

C'est ce qui arrive au plus haut point dans les folies toxiques. Lasègue décrit le délire alcoolique comme un rêve (1); il comprend trois phases : 1°. le délire nocturne; 2° le délire diurne et nocturne; 3° la convalescence. L'analogie de ce délire et du rêve est complète; il y a réveil du délire comme du rêve; pour obtenir une réponse du délirant sur quelque chose qui ne concerne pas son délire, il faut le pincer ou le secouer. Il cite plusieurs observations à l'appui dont celle-ci que nous empruntons à Vaschide et Piéron : « V..., 31 ans. Il couche dans la chambre de sa » mère, il parle haut, elle se réveille. Il disait qu'on était » à sa recherche, que la police était entrée dans sa cham- » bre, que le gendre du propriétaire avait amené des hom- » mes de mauvaise mine; il les voyait faire des perqui- » sitions. La forme de ce délire variait parfois. Puis il se » rendormait. Les accès se répétèrent plus intenses, puis » il eut des délires diurnes de même genre; on dévalise » sa mère, des agents lui donnent des coups dans le » ventre; elle est morte et il voudrait aller à son enterre- » ment. » (2)

Nous avons pu observer un cas d'alcoolisme où la continuité du rêve et du délire étaient des plus manifestes. M. T... Edmond, lieutenant d'infanterie, 42 ans, avait, depuis qu'il était au régiment, l'habitude de boire; il prenait de l'absinthe et des boissons alcooliques, cognac, kummel, etc... Ces boissons eurent bientôt une influence fâcheuse sur son cerveau et à plusieurs reprises il est envoyé à

---

(1) Lasègue. — Le délire alcoolique n'est pas un délire mais un rêve. *Archives générales de Médecine.* — Novembre 1881, p 513.

(2) Vaschide et Piéron. — *Loc. cit.*, p. 63.

l'hôpital militaire, de là à l'asile de Marseille, où nous avons pu le suivre et l'observer.

Caractère sombre et taciturne, ombrageux, croit être l'objet d'une surveillance occulte qui prend note de ses faits et gestes, ce qui le met dans des fureurs continues. Dort très peu et son sommeil est agité de rêves érotiques qui n'ont aucun rapport avec ses idées du jour. Cependant une nuit il eut un rêve des plus clairs, des plus nets, qu'il eût jamais eus : il voyait autour de lui une réunion féminine qui était venue là pour le juger.

Ces femmes étaient en communication avec les gardiens qui se vantaient de le faire trembler par leurs menaces, ce qui faisait rire ces belles dames, entre autres l'une d'elles, au rire argentin, qui se mit à dire : « Oh ! oh ! ils l'ont fait trembler ». A son réveil, absolument furieux de la moquerie à laquelle il venait d'être exposé, il se livre sur les gardiens à un véritable pugilat A partir de ce moment le malade entend dans la journée ces mêmes femmes qui lui tiennent des propos moqueurs et il répond assez vertement à ces hallucinations de l'ouïe qui, chez lui, se sont toujours produites par l'oreille gauche.

Ce délire a duré peu de temps et bientôt le malade pouvait s'occuper, travailler et sortir de l'asile.

Faure cite plusieurs observations de ce genre (1):
« H..., charretier, 49 ans. La nuit, il rêve très souvent
» qu'il tombe dans des précipices ou dans la mer, il voit
» des flammes. Dernièrement, il a rêvé que le chantier
» où il travaille était en feu ; il s'est précipité au secours,
» étant encore endormi, et il a cassé deux carreaux avec
» ses bras, tendus en avant. Il raconte une scène de vio-

(1) Faure, loc. cit., observation VIII-IX.

» lence où il aurait été battu, et montre des plaies imagi-
» naires; il a divagué là-dessus un matin ; il veut se venger».

— « X..., 34 ans, cordonnier. Toutes les nuits, il voit
» sa femme se prostituant à tout le monde, et, surtout, à
» son propre frère à lui. Or, il y a un an que cet homme
» a quitté son ménage et qu'il ne sait ce que sa femme
» est devenue. Il a néanmoins des projets de vengeance».

Cette persistance, cette projection du rêve dans la
veille a été constatée par Brière de Boismont et Moreau,
de Tours. MM. Régis et Klippel ont étudié ces phénomènes, sous le nom de délires oniriques, de rêves prolongés,
et ils en font la caractéristique des états d'intoxication,
d'auto-intoxication. M. Régis entend par onirisme : « un
état d'automatisme cérébral analogue au rêve, mais d'un
rêve extériorisé. Cet onirisme peut être nocturne, et il
consiste alors en troubles du sommeil, rêves, cauchemars,
illusions et hallucinations, surtout de la vue, mobiles,
changeantes, professionnelles ou terrifiantes, excitation,
délire. C'est un premier degré, dans lequel les phénomènes morbides n'apparaissent que le soir, pour disparaî-
tre chaque fois au réveil. A un degré plus ou moins mar-
qué, l'onirisme se prolonge dans la journée, et il se mêle,
en proportions variables, à la réalité éveillée qu'il domine
complétement dans certains cas ».

M. Régis, parmi les intoxications, met en cause les
infections microbiennes : « pour nous, le délire des infections et des auto-intoxications est un délire de rêve,
allant, suivant son degré d'intensité, depuis le rêve immo-
bile et muet jusqu'au rêve d'action en passant par le rêve
simplement parlé (1) ».

_____

(1) Régis.— Les psychoses d'auto-infection, *Archives de neurologie,* 1889, p. 283.

M. Klippel rapporte les délires d'intoxication à des altérations des fonctions gastro-hépatiques, à des lésions du foie. Dans les délires alcooliques : « le malade délire comme atteint de lésions cérébrales créées par l'alcool, mais il délire surtout comme frappé dans son foie devenu insuffisant. Le pronostic de sa maladie et son traitement relèvent de l'état de la cellule hépatique » (1).

Dans un travail de Lopez en collaboration avec M. Klippel, les auteurs étudient les rapports qui existent entre le rêve prolongé et les infections aiguës, et ils concluent à l'identité de ces délires avec le délire alcoolique, trouvant la cause de cette identité dans les intoxications gastriques, hépatiques, rénales, qui déterminent, chez l'alcoolique, comme dans les maladies infectieuses, le délire de rêve. (2)

Comme preuve de ce fait, M. Klippel et Trénaumay publient deux observations de rêve prolongé, l'une portant sur un délire onirique à l'état aigu, extrêmement caractéristique dans ses symptômes, et son évolution parallèle à celle d'une intoxication gastro-intestinale, montrant bien les rapports qui unissent le délire du rêve avec les intoxications gastriques ou intestinales. (3) L'autre portant sur un délire de rêve à l'état chronique : le délire y est en connexion intime avec les phénomènes du rêve. « Non seulement, disent-ils, notre malade ne puise très habituel-

(1) Klippel. — De l'origine hépatique de certains délires des alcooliques. Ann. med. psycho.,1894.

(2) Klippel et Lopez. — Du rêve et du délire qui lui fait suite dans les infections aiguës. Revue de psychiatrie, n° 4. Avril 1900.

(3) Klippel et Trénaumay. — Un cas de rêve prolongé d'origine toxi-infectieuse. Revue de psychiatrie, n° 6. Juin 1900.

lement ses conceptions délirantes que dans les hallucinations du sommeil, mais les exemples que nous rapportons
démontrent que, si parfois il a pu les tirer de l'état de
veille, aucune expression ne pourrait en ce cas lui être
appliquée plus justement que celle d'un homme qui rêve
tout éveillé.... C'est une succession de rêves prolongés à
l'état de veille, se reproduisant avec des intermissions plus
ou moins longues, et s'enchaînant entre eux pour former
une systématisation. Toute l'expression de son délire est
comme enveloppée de vapeurs du rêve. » (1)

RÊVES DES DÉGÉNÉRÉS

Dans tous ces cas où le délire n'est en somme qu'un
phénomène épisodique, il faut tenir grand compte de la
nervosité de l'individu, de ses prédispositions morbides. En
effet, le plus souvent, les gens sujets à ces délires de rêves sont sur les confins de la folie ; ils appartiennent à
cette classe de déséquilibrés, de dégénérés que caractérise
l'instabilité mentale. Ce sont des *minus habentes* de sorte
que l'impression d'un rêve, pour peu qu'il soit intense a
une influence considérable sur l'état de veille.

Tel est le cas de cette jeune fille, R... Louise, 21 ans,
entrée à l'asile de Marseille, le 20 octobre 1901, fille d'alcoolique. C'est une dégénérée dans toute la force du
terme ; au point de vue physique, elle présente de l'asy-
métrie faciale, implantation vicieuse des dents, voûte pa-
latine ogivale, développement physique lent, n'a marché

---

(1) Klippel et Trénaumay. — Délire systématisé de rêve à rêve.
Revue de psychiatrie, n° 4. Avril 1901.

qu'à dix-neuf mois. Pendant toute son enfance est res-
tée chétive, malingre, anémique. Ce n'est qu'à l'âge de 13
ou 14 ans, époque à laquelle elle a été réglée, qu'elle s'est
développée et que sa santé a été relativement bonne. Au
point de vue mental, elle a une cervelle d'oiseau, saute
d'un sujet à un autre, rit et pleure constamment ; est incapable de faire un travail suivi ; volubilité extrême, ne
cesse de parler et cela pour ne rien dire, se met facilement
en colère, importune, fatigue toutes les personnes de son
entourage. A le geste prompt, gifle avec facilité une de
ses amies, et regrette immédiatement après son acte. Se
croit une jeune fille très intelligente, quoique à l'école elle
ait toujours été une élève assez médiocre ; se croit capable d'arriver à tout, rien ne lui est impossible : l'année
prochaine, elle passera ses deux brevets, elle apprendra
en six mois la musique et sera une grande musicienne ;
ira au conservatoire et deviendra une grande artiste, elle
arrivera à avoir une belle situation et une grande fortune ;
les idées de satisfaction lui sont inspirées par ses rêves.
Depuis longtemps, la nuit, elle a des rêves dans lesquels
elle se voit appelée aux plus hautes destinées, et c'est pour
cela qu'elle croit qu'elle est très intelligente et qu'elle arrivera un jour à une très haute situation. Dernièrement,
un jour de pluie, elle a une hallucination de la vue : elle
voit un coin du ciel s'entr'ouvrir, et au milieu des étoiles
et d'une lumière intense lui apparaissent des anges avec
des cheveux bouclés et au milieu d'eux, la Vierge. Immédiatement elle se demande ce que cette apparition signi-
fie ; elle fait son examen de conscience et croit être appelée à devenir une sainte.

Faure déclare que « l'effet produit par un rêve sur un
esprit en défaillance a pu occasionner une détermination

fatale, le suicide, un meurtre, une dénonciation » et il cite quelques observations dont nous rapportons la suivante :

« X... père fou et alcoolique. Il est obsédé nuit et jour, depuis deux ou trois ans, par des idées de vol contre lesquels proteste sa vie antérieure. La nuit, il rêve qu'il commet les vols les plus incroyables ; le jour, au moment où il s'y attend le moins, il est instamment porté à s'emparer des choses qui lui sont le plus inutiles (1). »

Nake, dans ses travaux de criminalogie, dit qu'on rencontre souvent des actes criminels qui sont dus à l'action suggestive des rêves. Il cite un cas de crime commis consécutivement à un rêve qui le détermine (2).

A propos de l'inversion sexuelle, Féré s'exprime ainsi : « c'est surtout dans un rêve que l'inversion est bien caractérisée. C'est un fait qui est fréquent et peut-être même constant chez les invertis précoces ; il paraît même exister des cas dans lesquels l'inversion est exclusivement limitée aux rêves (3). » C'est ce qui résulte des observations de MM. Charcot et Magnan, qui citent le cas de deux jeunes filles inverties qui avaient des rêves voluptueux concernant les jeunes filles aimées ; et le cas d'un masturbateur, kleptomane de tabliers blancs, qui rêvait constamment de tabliers blancs avec lesquels il se masturbait (4).

---

(1) Faure. — *Loc. cit.*

(2) Nake. — Die Forensiche Bedeutung der Traüme. *Arch. für Kriminal Anthropologie.* Bed. V. 4 avril 1900.

(3) Féré. — La prédisposition et les agents provocateurs dans l'étiologie des perversions sexuelles. — *Revue de Médecine,* 1897.

(4) Charcot et Magnan. — Inversion du sens général. — *Archives de neurologie* n° 7 ; février 1882, p. 53-60.

L'obsession qui est un des caractères les plus impor-
tants de la dégénérescence mentale peut se manifester
dans le rêve, c'est ce que prouve cette observation de Nodier rapportée par Moreau de Tours : « un peintre placé
avec sa femme dans d'affreuses conditions, capables de
déranger la raison, souffrirent longtemps de la faim ; sa
femme mourut, et avant de mourir lui dit : « mange moi »
Or, dit-il, il rêve toutes les nuits qu'il va déterrer sa femme
pour la dévorer, et cette obsession influe naturellement
~ur son caractère dans la veille (1) ».

Chaslin en donne plusieurs observations, parmi lesquelles nous citerons la suivante : « Mme C... de famille
d'aliénés. Elle se croit très au-dessus de son mari qu'elle
méprise et éloigne de son lit. Une nuit, elle réveille la
maison par ses cris, elle avait un cauchemar dans lequel
elle avait vu son mari absent de la maison, se précipiter
sur elle avec violence. Le cauchemar se répéta pendant
plusieurs nuits. Au retour du mari, elle ne peut plus tolé-
rer sa présence, et au bout de peu de temps sa répulsion
s'étend successivement à son père et à tous les hommes (2) »

Il y a des cas qui semblent se rapporter très nettement
à la catégorie de malades que le Dr P. Janet classe sous
le nom générique de *Scrupuleux* et chez lesquels l'obsession est en rapport avec les rêves qui souvent localisent,

---

(1) Moreau de Tours. — Du haschich et de l'aliénation mentale.
Paris 1885. — Nodier. — De quelques phénomènes du sommeil.
Revue de Paris ; février 1831.

(2) Chaslin. — Du rôle du rêve dans l'évolution du délire. Thèse
de Paris, 1886-87. — Observation III

précisent cette obsession, et en sont les premiers symptômes.

« Mᵐᵉ B... 34 ans. Il y a quatre ans, elle commençait à être plus émotive et plus craintive, lorsqu'une nuit elle rêve qu'elle tue son mari et sa fille avec un grand couteau. Le matin, elle s'assure que ce n'est pas vrai et elle dit : « Ah ! mon Dieu, si je les avais tués. » A partir de ce moment, elle ne peut plus voir un couteau sans avoir une peur atroce, de l'angoisse, presque de la défaillance ; si on la force à prendre un instrument tranchant, elle a peur de faire du mal à quelqu'un, surtout à son mari et à sa fille qu'elle aime beaucoup. Elle n'a jamais d'impulsion à prendre les couteaux. Dans la rue, quand elle sort avec sa fille, elle a peur que les militaires, les bouchers, les rémouleurs, etc.. ne fassent du mal à son enfant. Elle rêve fréquemment de couteaux, elle s'attache la nuit les poignets de peur de se lever et de chercher un couteau. Ses craintes se sont étendues, elle n'embrasse personne de peur de mordre ; elle a peur de se noyer dans un bain ; a peur de regarder par la fenêtre. Elle n'aime pas à toucher les plumeaux, souris, chats, etc. Elle éprouve de l'angoisse quand elle parle à une personne antipathique ; a peur de tout au total. (1) »

A côté des scrupuleux, on peut ranger les mystiques, mais chez eux, c'est moins un rêve qui se produit pendant le sommeil qu'une hallucination.

---

(1) Chaslin. — *loc cit* — Observation IV.

Rêves dans les névroses

Bien souvent les dégénérés présentent outre les signes propres de la dégénérescence des stigmates de névrose, de l'hystérie ou de l'épilepsie. Ces affections, *sine materia*, comme on les appelait autrefois compliquent souvent la dégénérescence, dont elles ne sont le plus souvent que des manifestations. Chez l'hystérique, chez l'épileptique, comme chez le dégénéré, comme chez l'aliéné, les rêves ont souvent des caractères particuliers en rapport avec le psychisme de la névrose. « Dans certains cas morbides, tels que l'hystérie, dit Blocq, on observe d'une façon habituelle, des rêves terrifiants avec visions d'animaux, tout à fait semblables à ceux de l'alcoolisme. »

Une hystérique du service, T... Eugénie, 24 ans, domestique, que nous interrogeons dans ce sens, nous répond qu'elle rêve toujours beaucoup et qu'elle voit surtout des animaux. Ainsi, nous dit-elle, la nuit dernière, j'ai rêvé que j'étais dans une forêt, et tout-à-coup au détour d'un chemin j'ai vu un gros loup assis sur son derrière, mais il ne m'a rien fait.

Pour Tissié, les rêves de l'hystérie sont fatigants, épouvantables, et surtout ils ont un grand retentissement sur l'état de veille. L'observation d'Albert X... qu'il appelle « un captivé » en est un exemple type (1). Les fugues de cet « aliéné voyageur » étaient régies par les rêves. Si on

(1) Tissié. — Les aliénés voyageurs. Essai médico-psychologique thèse de Bordeaux, 1888, p. 59.

lui parlait d'une ville dans la journée, il y rêvait la nuit
et y partait le lendemain. Parfois, le rêve était tellement
intense qu'il croyait y avoir été.

Escande de Messières croit que le vrai caractère du rêve
hypnotique est une influence longtemps persistante après
le sommeil et la perte fréquente de son souvenir. Ainsi
Marie rêve que la foudre la frappe et garde une douleur
persistante. Berthe L... ressent de l'antipathie pour son
père et veut se livrer à des voies de fait sur une de ses
amies, parce qu'elle a rêvé qu'elle était leur victime (1).

L'observation suivante de Bérillon est un cas type de
cette prolongation du rêve sur la veille.

« Un cultivateur de 31 ans qui, depuis quelques années,
est sujet à des crises dans lesquelles il se livre sur lui-
même à des automutilations très graves. Le matin, quelques minutes après son réveil, il se met à pousser des
cris d'effroi, et on le voit commettre d'une façon inconsciente des tentatives de suicide qui n'aboutissent qu'à des
mutilations. Dans une de ces circonstances, il s'est frappé
le crâne avec une hache et a saigné abondamment ; une
autrefois, il a essayé avec ses doigts de s'arracher l'œil droit
de l'orbite, et, comme il n'y parvenait pas, il eut recours
à son couteau. La cornée porte la trace de ces blessures,
et il a complétement perdu la vue de cet œil... Ces crises
ne sont jamais accompagnées de perte de connaissance,
ni d'écume à la bouche, ni de miction involontaire.

Elles reproduisent un rêve survenu pendant la nuit,
rêve dans lequel il croit exécuter ces actes (2).»

(1) Escande de Messières. — Les rêves chez les hystériques.
Thèse de Bordeaux, 1895-96.
(2) E. Bérillon. — Auto-mutilation survenant sous l'influence du

« I. *Hystérique*. — Vers la fin de sa grossesse, on ui annonce qu'une de ses cousines a succombé dans le cours d'une fièvre puerpérale. La première nuit, le souvenir vient se renforcer dans un rêve ; la nuit suivante, les images prennent dans le rêve une intensité croissante, en arrivent à persister après le réveil ; enfin elles persistent en plein jour, le délire est constitué, elle voit et entend la morte lui parler (1) ».

« Une femme à laquelle j'ai donné des soins et dont j'ai rapporté l'histoire dans mon mémoire sur la Paralysie hystérique, rêve (c'était l'époque de ses menstrues) qu'elle adresse la parole à un homme qui ne peut lui répondre, car il est muet ; chose remarquable, à son réveil, elle est aphone (2) ».

Mais dans tous ces rêves, il faut faire la part de la suggestion, et nous croyons que ces rêves qui se prolongent dans la veille, ne sont autre chose que l'expression d'un état second, d'un somnambulisme plus ou moins passager. D'ailleurs, et nous reviendrons là-dessus, en rapportant l'hystérie à un sommeil des centres, comme l'a fait P. Sollier (3), la persistance du rêve à l'état de veille n'est en somme que l'expression de l'état mental dans ce sommeil permanent.

Dans l'épilepsie, les rêves sont de deux sortes : des rêves qui précèdent une attaque et ne sont en somme que

rêve chez un hystéro-épileptique (*Revue de l'hypnotisme*, mai 1900, p. 278.

(1) Féré. — Médecine d'imagination. Paris 1886, p. 26.
(2) Macario. — *Loc. cit.*
(3) Sollier. — Nature et genèse de l'hystérie. Paris, 1897.

des auras ; ces rêves ont été très bien étudiés par Féré (1) ;
d'autres, les plus intéressants, qui remplacent l'attaque
et sont des manifestations de l'épilepsie larvée. Ces rêves
peuvent se continuer à l'état de veille, déterminer chez
l'épileptique un état second, un dédoublement de sa personnalité qui a sa plus haute expression dans les fugues
de l'épileptique. Comment expliquer les actes si coordonnés, si normaux, de cet individu qui va à la gare, prend
un billet, monte dans le train, et qui, arrivé à destination,
va à l'hôtel, se promène, va au théâtre, fait des achats, et
qui tout à coup se réveille sans plus savoir où il est, et
comment il y est venu Legrand du Saulle cite comme un
fait sans précédent dans la science, le cas d'un commerçant
qui s'était déjà fait remarquer par ses nombreux voyages,
sans plan ni but, et qui, un jour, à son grand étonnement
et effroi, se retrouva à bord d'un paquebot à Bombay, au
lieu d'être à Paris (2).

Krafft-Ebing, sous le nom d'états de rêve épileptique,
cite l'observation d'un jeune homme qui, après avoir présenté de véritables crises d'épilepsie était pris parfois
d'un trouble de l'intelligence, pendant lequel il accom-
plissait des actes tout à fait impulsifs, motivés par rien,
et dont il n'avait conscience qu'après leur exécution. Ainsi
il lui arriva qu'au milieu de la nuit, il fut pris de l'impulsion de faire une promenade, et il se mit à flâner sans
aucun but. Un jour qu'il faisait une commission, l'idée
lui vint sans aucun motif de partir pour Leoben. Il la mit
à exécution aussitôt, et le lendemain, à son grand éton-

(1) Féré. — Des rêves d'accès chez les épileptiques. *Médecine moderne*, 1897.

(2) Legrand du Saulle. — Etudes médico-légales, p. 120.

nement il se réveilla à Leoben, ne comprit pas cette bêtise, pour lui inexplicable, et rentra tout honteux avec de l'argent qu'il emprunta Il fit des excursions semblables et sans but à Marburg, Fuerstinfeld, etc.

Dans ses dernières années, il lui arriva à plusieurs reprises, environ une ou deux fois par an, et pendant une période de 5 ou 6 semaines, de s'absorber complètement dans ses idées fantastiques, qu'il désigne lui-même : « tombées des nuages » ; alors dans cet état étrange et crépusculaire de la conscience, il prenait pour la réalité tout ce qu'il avait considéré jusque-là comme un jeu de son imagination. Quand même alors que sa conscience s'éclaircissait pour quelques heures, la simple méditation de ses idées romanesques suffisait pour qu'il transformât en réalité apparente ce que le monde de son imagination lui avait présenté. Alors il se croyait roi, chef d'armée et dirigeait des batailles. Tout d'un coup la compréhension du caractère insensé de ses projets lui revenait, et il comprenait qu'il n'avait que rêvé (1).

Comme on le voit, c'est dans les névroses que le rêve présente son plus haut degré de complexité ; en effet, nous le voyons se produire à tout instant de la nuit et du jour, au point de ne pouvoir distinguer ce qui appartient au rêve de ce qui appartient à la réalité. C'est que chez l'hystérique comme chez l'épileptique l'instabilité mentale est telle que la personnalité se désagrège et se transforme à tout instant. Le sommeil et la veille ne sont pas autre chose que l'expression de cette désagrégation, de cette transformation de la personnalité, la veille répondant à

_____

(1) Krafft-Ebing. — Traité clinique de Psychiatrie, trad. du docteur E. Laurent. Paris, 1897.

l'état prime, au Moi normal du sujet; le sommeil correspondant au contraire à l'état second, au Moi pathologique,
n'employant ces deux termes de normal et de pathologique
que pour fixer les idées, pour distinguer deux états qui
sont anormaux tous les deux et ne diffèrent du type normal que par une différence de plus ou de moins.

III

HALLUCINATION

Dans tous les rêves que nous avons appelés pathologiques, nous avons vu que bien souvent, pour ne pas dire toujours, un élément nouveau venait s'ajouter aux éléments propres du rêve et leur donner un caractère d'objectivité, de précision qu'ils n'ont pas par eux-mêmes, nous voulons dire de l'hallucination.

Esquirol disait de l'halluciné : « c'est un homme qui a la conviction intime d'une sensation actuellement perçue, alors que nul objet extérieur, propre à exécuter cette sensation n'est à portée de nos sens ». Ball définit l'hallucination « une perception sans objet ».

L'hallucination se produit dans deux états différents : à l'état physiologique, c'est-à-dire chez des personnes saines d'esprit ou paraissant telles ; à l'état pathologique, c'est-à-dire dans les intoxications et les infections, dans l'aliénation mentale, dans les névroses.

A l'état normal, pour que ce phénomène se produise, il faut que certaines conditions soient réalisées. Ce sont, d'après le docteur Dheur (1) :

La concentration de l'esprit sur un point, l'influence

(1) Dr O. Dheur. — Les hallucinations volontaires (état hallucinatoire). Paris, 1899.

du milieu social, les préoccupations, les veilles prolongées, les névroses méconnues.

Ce sont ces conditions que réalisent, au maximum, les hommes célèbres, les religieux, les ascètes, tous ceux qui vivent sous l'empire des mêmes préoccupations, des mêmes idées, dont toute la vie se concentre vers un même objet, vers un même but. Les exemples de ces hallucinations sont nombreux : c'est quand Brutus méditait dans sa tente, la veille de la bataille de Philippes, qu'il aperçut le spectre de son mauvais génie (1).

« Saint Thomas d'Aquin écrivait ses commentaires sur Isaïe, il rencontra un texte très obscur, et dont le sens lui parut si difficile, qu'il eut recours à des prières plus ferventes et à des jeunes plus rigoureux, afin d'obtenir de Dieu la faveur de bien apprécier le génie du prophète. Or quelques jours après, la nuit, le père Renaud, qui couchait près de sa chambre, l'entendit parler à quelqu'un, sans comprendre ce qu'il disait, et sans voir son interlocuteur. Bientôt Saint Thomas, s'approchant du lit du père Renaud, s'écria : « Levez-vous, prenez la lumière et le cahier de mes commentaires sur Isaïe. »

Puis, après avoir dicté de longs fragments, il le renvoya dormir. Le père Renaud lui ayant demandé avec qui il s'était entretenu, il lui avoua, non sans beaucoup de difficultés, et en lui faisant promettre de ne point divulguer l'évènement durant sa vie, que Dieu lui avait envoyé saint Pierre et saint Paul, et que c'étaient eux qui lui avaient facilité la compréhension du texte d'Isaïe (2).

Le 23 novembre 1654, un mois après l'accident du pont

(1) Plutarque, cité par Michea.
(2) Vie de Saint-Thomas d'Aquin par le père Tournon. Paris 1737,

de Neuilly, de dix heures et demi du soir à minuit et demi, Pascal eut une vision, c'est-à-dire une hallucination de la vue, et probablement de l'ouïe, dont le détail est et restera sans doute toujours dans le secret. Pascal conserva dans la doublure de son pourpoint le papier sur lequel il avait consigné cette vision. C'est par hasard qu'un domestique découvrit dans le pourpoint de son maître, quelques jours après sa mort, ce document mystique que Lelut essaie d'expliquer (1). C'est après cette vision que Pascal se retire à Port-Royal, renonçant à tout, sauf à écrire et à continuer ses grandes découvertes scientifiques dans des heures de crise, semblables aux accès épileptoïdes du génie.

Vers le milieu d'une nuit Schumann se leva, hagard, et prêta l'oreille à des sonorités étranges, effrayantes, et Schubert lui apparut, porteur d'un thème qu'il voulut noter sans retard. Le thème envoyé par les mânes de Schubert, en mi bémol majeur, parut dans le volume complémentaire des œuvres de Schumann, mais les variations ne furent jamais publiées (2).

Van Helmont déclarait avoir vu comparaître un génie dans toutes les circonstances les plus importantes de sa vie; en 1863, il découvrit sa propre âme sous la forme d'un cristal resplendissant (3).

---

cité par Cabanis, chez les artistes les savants et les écrivains. Paris, 1897.

(1) Lelut. — De l'amulette de Pascal. — *Ann. méd. psycho.* 1845, tome I, pp. 100 et suivantes.

(2) Les derniers jours de Schumann, par Henri Revus et Alfred Kaiser, *Revue Blanche*, 15 septembre 1897.

(3) Lombroso. — L'homme de génie, p. 45.

« J'étais alors dans ma seizième année, dit Wagner, et
porté principalement par la lecture d'Hoffmann, au mysti-
cisme le plus extravagant ; pendant le jour, en un demi-
sommeil, j'avais des visions dans lesquelles *la Fondamentale, la Tierce et la Quinte* m'apparaissaient en personne, et me dévoilaient leur importante signification (1)».

Ces hallucinations se produisent la nuit et durant le
sommeil. Elles peuvent se produire le jour, mais c'est
alors, ainsi que le montrent les faits, dans des conditions
particulières telles que l'extrème fatigue, la méditation,
les longues prières, la contemplation, l'extase, c'est-à-
dire dans ces états comparables au rève, comme l'a fort
bien dit Maury : « l'extase constitue un véritable état de
veille dans lequel les visions, les hallucinations de l'ouïe,
du toucher, de l'odorat, du goût, sont identiquement les
fausses apparences dont le rèveur est dupe. Aussi quels
que soient le moment et la condition organique où se
manifestent ces hallucinations, c'est toujours dans l'état
de rève, éveillé ou endormi (2) ».

Ces hallucinations ne sont pas spéciales aux produc-
teurs de l'esprit, aux hommes de talent et de génie, mais
à tous ceux dont l'activité cérébrale se concentre sur un
même point ; on les voit apparaître aussi chez les dégénérés mystiques.

M. Régis, qui en a fait une étude très intéressante, leur
donne le qualificatif d'oniriques. Ces hallucinations se
produisent dans le sommeil ou dans la veille, mais alors
dans une période d'extase. Elles sont intermittentes,

---

(1) Richard Wagner. — Souvenirs traduit de l'allemand par
Camille Benoit, p. 10.
(2) Maury. — *Loc. cit.*.

comme d'ailleurs celles qui se produisent chez les sujets normaux, se reproduisent toujours identiques. Ce sont ces deux caractères d'intermittence et d'identité qui les distinguent des hallucinations de l'aliénation mentale, qui, elles, sont continues et se généralisent (1).

« R... prend part avec ferveur au jubilé de 1825, assiste aux prédications des plus éloquents missionnaires. C'est alors qu'il a ses premières révélations. Dans une de ses nuits de ferveur, R... voit tout à coup apparaître au milieu de nuages un disque lumineux, gros comme le soleil, mais non point radieux comme lui ; une voix part de ce disque et lui dit : Les enfants que je bénirai seront bénis, et ceux que je maudirai seront maudits jusqu'à la troisième et quatrième génération.

La vision a décidé du sort de R..., il est le Messie qui doit venir à la fin des siècles, pour ramener toutes les nations à la même croyance et préparer le jugement dernier (2) ».

Dans les observations de rêves chez les dégénérés, nous avons vu que bien souvent l'hallucination se produisait soit pendant le rêve, soit pendant la journée, entraînant à sa suite des interprétations délirantes.

Ces hallucinations se produisent aussi chez les intoxiqués, dans les maladies infectieuses à l'état isolé, pendant un rêve, et donnent lieu aux mêmes manifestations délirantes.

---

(1) Régis. — Les hallucinations oniriques ou du sommeil des dégénérés mystiques. Congrès de neuro-psychiatrie de Clermont-Ferrand, Août 1894. *Tribune médicale* 1895.

(2) Extrait de Lélut. — Observation sur la folie sensorielle, p. 284. Cité d'après Régis (*loc. cit.*).

Nous en arrivons ainsi et comme par degré à considérer l'hallucination dans la folie, dans les névroses. Ici encore l'hallucination ne diffère de celle qui se produit normalement que par sa persistance, son évolution, sa généralisation, de sorte que peu à peu elle s'empare de la conscience entière de l'individu, l'amène à des conceptions fausses et erronées, et fait éclore le délire, qui ne tarde pas à se systématiser. C'est alors que l'hallucination s'impose comme une manifestation morbide, qu'elle apparaît comme la cause de la folie, dont elle n'est qu'un symptôme.

Le plus bel exemple de ce délire hallucinatoire nous est fourni par le délire de persécution.

Marie G... 57 ans, placière, antécédents névropathiques, habitait Cannes, où elle faisait un petit commerce. Au moment de la ménopause, il y a 4 ou 5 ans, ses nuits étaient agitées de rêves fatigants ; elle entendait des voix, d'abord indistinctes, puis se précisant de plus en plus, et elle put ainsi entendre ce que l'on disait ; on parlait d'elle, on la calomniait, on la diffamait. Peu à peu elle put distinguer ces voix, elle reconnut celle d'une voisine « et, dit-elle, je n'aurais jamais cru qu'elle fut capable de dire de pareilles choses de moi ». Une nuit, elle entendit frapper à sa porte, c'était un monsieur qu'elle connaissait, un docteur qui voulait entrer chez elle. Ces hallucinations l'empêchent de dormir, et bientôt elles se produisent dans la journée. Un jour, elle voit le même docteur causer avec une voisine, et elle l'entend très distinctement dire du mal d'elle, et tout cela pour faire rire cette voisine. A partir de ce moment, les calomnies, les diffamations deviennent de plus en plus nombreuses, et la malade réagit alors. Elle écrit au procureur de la République des plaintes contre les personnes qui l'accusent, elle fait des démarches au commissaire de police, et comme on ne l'écoute pas, que ses plaintes restent sans effet, et que les calomnies loin de cesser redoublent d'intensité, elle quitte Cannes, vient à Marseille, où pendant quelque temps elle peut goûter un peu de calme et de repos. Mais ses persécuteurs ne la laissent pas longtemps dans cet état, les hallucinations reprennent de plus belle et avec elles les plaintes au parquet, au commissaire, au préfet. Tant et si bien que la malade est conduite à l'asile et internée. Aujourd'hui elle se croit une victime et ne cesse de récriminer contre l'injustice qu'on lui a faite, contre la complicité de tous ceux qui l'entourent avec ses persécuteurs.

Nous voyons ainsi que dans ces états hallucinatoires, la démarcation entre le normal et le pathologique est toute fictive, et nous nous demandons si tous ces états capables de l'engendrer ne sont pas déterminés par un organisme qui, à un moment donné, de par la suractivité, l'affaiblissement des fonctions cérébrales, de par l'hérédité n'est pas prédisposé à la folie; si, en d'autres termes, les hommes de talent ou de génie, les personnes chez lesquelles une idée s'empare complètement de l'être et le domine, ne sont pas des dégénérés, des fous moraux. C'est ce qui semblerait résulter des recherches faites dans ce sens.

Lelut, qui a proclamé l'avènement de la physiologie dans l'histoire, s'exprime ainsi : « Voilà Socrate qui, non seulement s'imagine recevoir des influences, des inspirations divines, mais qui, à raison de ce privilège, croit posséder, à distance, une influence semblable avec ses amis, sur ses disciples, et presque sur les étrangers; influence indépendante même de la parole et du regard, et qui s'exerce à travers les murailles et dans un rayon plus ou moins étendu.

» On ne peut, en vérité, rien entendre de plus extravagant, de plus caractéristique de la folie ; et les hallucinés qui, sous nos yeux, prétendent envoyer ou recevoir à distance des influences physiques magnétiques, franc-maçonniques ne s'expriment pas autrement que Socrate, et ne sont, sous ce rapport, pas plus fous qu'il ne l'était (1) ».

« Chez les modernes, la folie du Tasse, de Pascal, de Rousseau, celle de Swammerdann, de Van Helmont, de Swedenborg, sont à peu près avouées maintenant par tous les hommes qui ont joint l'étude de la physiologie morbide à celle de l'histoire de la philosophie. M. Leuret (2), M. Calmeil (3) ont soutenu la même doctrine (4). »

De nos jours, M. Lombroso soutient la même théorie (5). Brière de Boismont, qui veut mettre d'accord ses opinions scientifiques avec ses croyances religieuses, se fit le défenseur de l'idée contraire, il soutient que les hallucinations peuvent se produire normalement ; il s'exprime ainsi :

« Les hallucinations de beaucoup d'hommes célèbres sont physiologiques... les hallucinations actuelles ne sont jamais sans mélange de folie... les hallucinations des païens et celles des chrétiens modernes ne peuvent être revendiquées que par les fous, en tant qu'inspirations

(1) Lelut.— Le démon de Socrate, spécimen d'une application de la science psychologique à celle de l'histoire, augmenté de Mémoires sur les hallucinations de la folie 1836, 121.

(2) Leuret. — Fragments psychologiques sur la folie, 1834.

(3) Calmeil. — De la folie considérée sous le point de vue pathologique, historique et judiciaire, 1845.

(4) Andral. — Cours de pathologie interne, 1848, III, 36.

(5) Lombroso. — L'homme de génie. (Trad. Colonna d'Istria, 1889).

divines, il n'en est pas de même chez les prophètes et chez les saints (1) ».

D'ailleurs, quel que soit l'état de l'organisme chez lequel se produit l'hallucination, il est exceptionnel que cette hallucination soit la seule manifestation psychique, elle est toujours ou presque toujours accompagnée d'autres manifestations moins claires, moins vives, moins précises, évocations de souvenirs ou d'images en rapport plus ou moins direct avec elle, qui constituent le rêve, le délire. Tantôt c'est l'hallucination qui détermine le rêve, tantôt c'est le rêve qui détermine l'hallucination. Dans le premier cas, l'hallucination appartient à cette classe que nous avons étudiée sous le nom d'hallucination hypnagogique. En effet, une personne qui, se trouvant dans le demi-sommeil, c'est-à-dire dans cette période qui n'est plus la veille et qui n'est pas encore le sommeil, a une hallucination de la vue ou de l'ouïe, peu importe, cette hallucination éveille des souvenirs en rapport avec elle, et lorsque le sommeil profond sera établi, ces souvenirs évoqués par l'hallucination constituent un rêve. C'est ce que tend à démontrer Maury dans la recherche qu'il a faite à propos des hallucinations hypnagogiques, lorsqu'il constate que ces hallucinations sont d'autant plus nombreuses que les personnes qui en sont affligées rêvent beaucoup, et qu'elles paraissent ne pas exister chez celles qui ne rêvent jamais. Que les éléments du rêve se précisent, se concentrent sur une image, une idée, qu'ils acquièrent un certain degré d'intensité, l'image, l'idée, s'imposera, s'objectivera, et l'hallucination sera produite.

De sorte que, en dernière analyse: hallucination hyp-

---

(1) Brière-de-Boismont. — Des hallucinations, 1845.

nagogique, rève, hallucination vraie, forment un tout dans lequel il est bien difficile de voir ce qui appartient en propre à chacun d'eux, un état psychique nouveau, l'état hallucinatoire. Que cet état se produise dans un cerveau altéré, troublé dans ses fonctions, l'individu qui en est atteint, réveillé, c'est-à-dire dans l'acception la plus large du mot, remis en contact avec le monde extérieur, gardera le souvenir de son rève comme d'une série de sensations nouvelles. Il interprétera ces sensations, il continuera à vivre son rève, le délire, chez lui, sera constitué. Ce sera un délire de rève, un rève extériorisé, suivant l'expression de M. Régis C'est que l'impression du rève est si forte, que les facultés intellectuelles affaiblies, annihilées par elle, ne peuvent réagir contre elles. C'est ce que Moreau, de Tours, a exprimé ainsi : « Dans l'état normal, c'est-à-dire dans notre état de puissance réflective et de parfaite indépendance de *self power*, suivant l'énergique expression anglaise, nous voyons ces idées se jouer dans notre esprit, comme si elles nous étaient en quelque sorte étrangères, la moindre impulsion partie de notre volonté les fait varier à l'infini, comme les images du kaléïdoscope que notre main agite. Mais que cette puissance intellectuelle, dont nous parlions tout-à-l'heure, vienne à s'affaiblir, à s'annihiler même complètement, passagèrement ou d'une manière permanente, et tout aussitôt, cette pensée, ce rève qui ne faisait que traverser notre esprit, est transformé en conviction, en croyance fixe, objectivité ou hallucination, parce que la reflexion, guidée par la conscience interne, ne vient pas la combattre, l'accuser d'imposture et la faire rejeter » (1).

---

(1) Moreau, de Tours. — Du haschich et de l'aliénation mentale. Etudes philosophiques, 1845.

Mais pour qu'un pareil état se produise, il faut que le cerveau soit lésé ou altéré dans ses fonctions. Que cette altération soit fugace, passagère comme dans les intoxications et les infections, le rêve, le délire disparaîtront pour revenir lorsque les mêmes altérations seront réalisées. Qu'au contraire l'altération soit durable, permanente, que loin de rétrocéder, elle s'aggrave et s'étende, le délire s'organisera, se systématisera, les sensations extérieures, loin de venir battre en brèche l'idée délirante seront autant d'apports nouveaux, d'aliments au délire qui ne se désagrègera, ne disparaîtra que pour laisser à sa place la démence, expression ultime de la désorganisation cérébrale.

Nous voyons ainsi que le rêve et le délire présentent de nombreuses analogies. Moreau, de Tours, paraphrasant cette idée que la folie est le rêve de l'homme éveillé, s'efforce, dans un rapport lu à l'Académie de médecine, de prouver l'identité du rêve et de la folie, et étudiant les caractères de ces deux manifestation psychiques (1) : « la folie, dit-il, est un état mixte, résultant de la fusion de l'état de sommeil avec l'état de veille, de l'immixtion des phénomènes psychiques appartenant à l'état de sommeil dans l'état de veille. » Et il explique ces phénomènes par un dédoublement des facultés morales, par un dédoublement de la personnalité.

« La folie comme le rêve implique une véritable transformation du Moi ou de la personnalité. Il est des cas où

---

(1) Moreau de Tours. — Du délire au point de vue pathologique et anatomo-pathologique, Académie de médecine, 8 mai 1855 ; *Annales méd. psychol.*, 1855 T. I. p. 148. — De l'identité de l'état de rêve et de la folie, *Annales méd. psychol.* T. I. p. 374. 1855.

cette transformation est évidente, où la ligne de démarcation entre la vie de la veille et celle du rêve est on ne peut plus tranchée. Il est des aliénés, par exemple, dont toute la période d'existence antérieure à l'invasion de leur délire ne reflète pas traces de ce délire. Ce mal a véritablement partagé la vie en deux, comme il a dédoublé leur individualité.

Ce que l'on appelle conviction n'est autre chose, chez l'aliéné, qu'une véritable transformation du Moi ; autrement, comment comprendre que le même individu, dont le bon sens cède à vos raisonnements sur une foule de points, y soit complètement inaccessible sur tel ou sur tel autre ? Il faut donc reconnaître deux êtres en lui, deux personnalités, dont l'existence se révèle dans les moindres actes intellectuels des fous, et ces deux êtres ne peuvent être que ceux de la veille et du rêve. L'homme moral ne saurait se dédoubler d'une autre manière. De l'accouplement hétérogène de ces deux êtres résulte l'homme aliéné; c'est toujours à cette conclusion psychologique qu'il faut en venir » (1).

Dans le rêve comme dans le délire, l'exercice involontaire de la mémoire et de l'imagination joue le plus grand rôle, il y a là, suivant l'expression de Maury, de l'automatisme de l'intelligence.

Le rêveur croit à son rêve, comme l'aliéné à son délire. « Plus on pénètre dans les opérations de l'esprit, endormi ou aliéné, plus on se convainc que ces opérations s'effectuent d'une façon analogue, mieux on constate que le mécanisme de la pensée se fait de la même manière incomplète. C'est donc par l'étude

---

(1) Moreau de Tours, *loc. cit.*

comparée de ces deux ordres de phénomènes qu'on pourra les éclaircir, en mieux saisir les particularités, et découvrir peut-être quelques-unes des lois qui régissent à la fois le plus bizarre et le plus triste des phénomènes de l'esprit de l'homme. (1) »

Quelles que soient les preuves invoquées par Maury, Moreau de Tours, Leuret et tous les auteurs qui, à cette époque, se sont occupés de cette question, nous ne pouvons croire à l'identité absolue de ces deux phénomènes : le rêve et le délire. Et alors même, ce que nous admettons et ce que nous nous efforcerons de démontrer, que la base l'essence même de ces phénomènes, soit moins un dédoublement qu'une transformation de la personnalité, le rêve est un état différent du délire.

Les processus psychiques par lesquels ils se forment, peuvent être les mêmes, leur mécanisme peut être identique, mais leur nature est profondément différente. Le rêve, pour qu'il se produise, demande un état spécial de l'organisme, il faut qu'il y ait sommeil, c'est-à-dire, dans le sens le plus large du mot, repos plus ou moins complet des centres cérébraux, soustraction plus ou moins complète au monde extérieur. De sorte que, alors même que le rêve est produit par une excitation extérieure, comme nous en avons cité des exemples, cette excitation sera anormalement perçue et déterminera la formation d'un nouveau Moi, d'une personnalité qui, ne jouissant pas de toutes ses facultés intellectuelles, puisque la plupart sont en repos, ne pourra avoir qu'une conscience incomplète des sensations perçues : en d'autres termes, le Moi du rêve est un Moi obscur, nuageux, ne disposant que d'un

(1) Maury. *loc. cit.*

minimum de conscience, un Moi rudimentaire, embryonnaire, subconscient. Le rêve est, en résumé, l'expression
d'une activité cérébrale limitée. Il n'en est pas ainsi du
délire. Le caractère primordial de celui-ci est, contrairement à celui du rêve, de se produire à l'état de veille,
c'est-à-dire, lorsque le sujet est en contact direct avec le
monde extérieur. Le délirant, comme l'être normal, vit
par tous ses sens, il est en rapport constant avec tout ce
qui l'entoure ; il sent, il perçoit, il juge, il pense. Mais,
chez lui, l'élément nerveux, profondément troublé, ne
réagit plus de la même façon aux excitations extérieures :
celles-ci sont modifiées, altérées, déformées. Le Moi
normal s'efface, disparaît et est remplacé par un Moi
nouveau, en rapport avec les sensations nouvelles du
délirant.

Comme le sujet normal, le délirant est conscient, c'est-
à-dire conforme avec lui-même, il ne diffère du normal
que par l'objectivité de ses sensations ; sa conscience est
complète, normale, physiologique, en tant qu'à la subjectivité des sensations ; anormale, pathologique, en tant
qu'à l'objectivité de ces mêmes sensations. Elle est la résultante des troubles des fonctions ou des lésions de l'é-
lément nerveux, d'autant plus altérée, déviée de la normale, que ces troubles, ces lésions sont plus profonds.

Et si, dans certains cas, le rêve paraît être la cause du
délire, nous croyons fermement qu'il n'en est rien ; il
n'est que la première manifestation d'un état défectueux
du système psychique, comme le délire en est la confirmation. Peut-on même dire que le rêve imprime au délire
une modalité spéciale en rapport avec celle du rêve, nous
ne le croyons pas davantage. En apparence, rien n'est
plus vrai, car le rêve, par cela seul qu'il est la première

manifestation du trouble psychique, revêt des caractères qui sont ceux du délire ; mais il faut chercher plus haut la cause de l'analogie de ces caractères ; on la trouve dans les troubles mêmes de la cellule cérébrale, dans la nouvelle manière d'être de cet organe. On ne peut donc pas, à proprement parler, invoquer une influence du rêve sur le délire ; il ne faut voir dans ces deux phénomènes psychiques, lorsqu'ils se succèdent, se combinent, que deux expressions d'une même unité morbide, créée de toutes pièces par l'hérédité, l'intoxication, l'infection, une affection générale ou locale de l'organisme. C'est ce qu'à exprimé Ball en disant :

« Si la folie a paru quelquefois au sortir d'un rêve, c'est que le rêve lui-même n'était que le premier symptôme d'un état morbide depuis longtemps préparé (1) » ; et c'est ce que semblent nous démontrer nos connaissances actuelles en psycho-physiologie.

---

(1) Ball.— Leçons sur les maladies mentales, 2e édit., Paris, 1890, p. 140.

CHAPITRE III

PSYCHO-PHYSIOLOGIE DU RÊVE ET DU DÉLIRE

ÉTATS DE CONSCIENCE

TRANSFORMATION DE LA PERSONNALITÉ

AUTOMATISME PSYCHIQUE

I

« L'être moral, l'être pensant est essentiellement un et non multiple. La distinction entre les facultés intellectuelles est purement nominale, elle n'exprime rien, sinon les différents modes d'activité d'une puissance essentiellement indivisible de sa nature (1) ».

Ces paroles de Moreau de Tours sont l'expression même des idées actuelles sur l'unité de la Nature. Le végétal comme l'animal ne sont qu'une unité, formée par le concours des organes et appareils qui les constituent et qui, par leurs fonctions, lui assurent la vie. Le dualisme ancien, la séparation de l'âme et du corps a vécu ; l'âme ne peut exister en tant qu'essence supérieure, étrangère au corps ; le corps seul existe, et les manifestations organiques ou psychiques ne sont, en dernière analyse

---

(1) Moreau de Tours. — *Loc. cit.*

que les produits de l'activité des organes plus ou moins différenciés qui le constituent.

Parmi ces organes, le cerveau est le centre, le siège des perceptions, des sensations, c'est-à-dire, du psychisme propre à chaque individu. C'est à la cellule nerveuse qu'il faut ramener tous les phénomènes psychiques du plus simple au plus complexe. La vie intellectuelle, la vie morale, a, comme substratum anatomique, l'unité nerveuse, le neurone, de même que la fonction glycogénique du foie a, comme substratum anatomique, la cellule hépatique.

L'activité de la cellule nerveuse peut se ramener à deux éléments : l'excitabilité, la réaction. L'excitabilité est la propriété de tout organisme vivant, du protoplasma qui est, en dernière analyse, le terme ultime auquel peut se réduire la vie. L'excitation implique la réaction qui est la résultante des modifications biologiques que cette excitation fait subir aux éléments constituants du protoplasma.

De par l'évolution, la différenciation des fonctions, plus on s'élève dans la vie animale, plus le protoplasma cellulaire se différencie. Cette différenciation porte, pour le système nerveux sur l'ensemble des cellules qui le constituent. Mais les cellules entre elles ont la même structure et rien ne les distingue, qu'elles appartiennent au cerveau, à la moëlle et quelle que soit leur fonction. C'est ce qui résulte des travaux de Cajal. Mais ce qu'on ne peut assurer et ce que les recherches scientifiques tendent à nous faire admettre de plus en plus, c'est qu'il se passe dans l'intimité même du protoplasma cellulaire des actions chimiques, des mouvements moléculaires qui nous échappent encore et c'est, sans nul doute, à ces actions, à ces mouvements, qu'il faut rapporter les plus hautes fonctions de

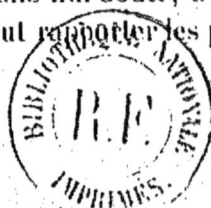

7

la vie cérébrale, qui peuvent se résumer dans l'association des idées, la mémoire, l'intelligence. Ces cellules ont entre elles des connexions d'une richesse infinie, connexions qui sont assurées par leurs prolongements de sorte que, d'après Cajal, les fonctions d'une cellule psychique ont d'autant plus de puissance et d'efficacité que le nombre des prolongements protoplasmiques et des expansions bacillaires est plus grand et que les collatérales du cylindraxe sont plus abondantes, plus longues, plus ramifiées. Or l'étude comparée du développement cérébral dans la série animale nous montre que ces fibres d'associations, ces connexions de cellules à cellules, se multiplient, se développent à mesure que l'on monte dans l'échelle animale et qu'elle atteint un degré de complexité extrême chez l'homme intellectuel, chez l'homme de génie. Mais quelle que soit cette complexité, le processus psychique est toujours le même. L'acte qu'il soit moteur ou psychique, est toujours produit par une excitation suivie d'une réaction.

Ce que nous savons du réflexe s'applique aux manifestations les plus complexes des facultés intellectuelles ; le mécanisme est le même ; il n'y a en plus que le nombre plus ou moins grand des cellules interposées entre la cellule périphérique sensitive et la cellule motrice ou psychique centrale. Ce sont ces cellules qui, ébranlées, excitées par l'ébranlement nerveux périphérique, emmaganisent, fixent, élaborent, modifient l'excitation périphérique et la transforment en une réaction psychique ou motrice.

Les espèces sont régies par la loi de l'Évolution et celle du Transformisme ; or, nous nous trouvons toujours, à quelque degré que nous nous arrêtions dans la série animale, en présence d'un organisme en plein développe-

ment, et quelque complexe qu'il soit, nous pouvons supposer au-dessus de lui un organisme encore plus complexe, que nous ne pouvons connaître ni même concevoir,
et qui sera le terme ultime, où puisse arriver, de par son
évolution et ses transformations, un organisme vivant.
Mais quel que soit cet être, il est de toute nécessité qu'il
obéisse aux mêmes règles que l'être le plus simple. Ce
qui est vrai du Protozoaire l'est aussi de l'Homme. L'être
moral comme l'être physique est soumis aux lois immua-
bles qui régissent le monde, et ce n'est pas une raison de
ce que nous ne connaissions pas les phénomènes qui se
passent dans l'intimité de la cellule, pour que nous ne
cherchions pas à l'expliquer, au moins hypothétiquement,
par des données tirées de nos connaissances sur les fonctions organiques, les fonctions psychiques étant, comme
toutes les autres, soumises aux lois du déterminisme
universel.

Les propriétés de tout être vivant peuvent se réduire
à l'excitabilité. C'est par l'excitabilité que tout organisme
vivant est mis en rapport avec le monde extérieur. C'est
parce que l'estomac est excité par le bol alimentaire qu'il
sécrète, qu'il accomplit sa fonction. C'est par son excitabilité que le leucocyte est attiré ou repoussé par les
toxines microbiennes ; c'est par son excitabilité que le
protoplasma cellulaire s'incorpore ou repousse les subs-
tances qui lui sont utiles ou nuisibles. L'excitabilité est
donc ce quelque chose que nous ne connaissons pas, en
vertu duquel tout organisme fonctionne, c'est-à-dire, vit.
Sans excitation la vie n'est pas possible, c'est la mort.
Or l'excitation implique la réaction, c'est-à-dire, de la
part de l'organisme, un acte, un mouvement d'attrait ou
de répulsion. Excitation et réaction se ramènent, en défi-

nitive, à ce que Petenskoffer a appelé le chimiotaxisme positif ou négatif. Cet acte simple d'attrait ou de répulsion constitue ce que nous appelons le réflexe. Et le réflexe, aussi simple qu'il soit, implique de la part de l'organisme, c'est-à-dire de la cellule, une modification quelconque, physique, chimique, mécanique, nous ne savons, qui apporte une perturbation, un trouble des éléments constituants. C'est cette modification, ce trouble, qui produit la réaction, c'est-à-dire, le mouvement, l'acte. Quelque légère, quelque passagère que soit cette modification, l'organisme, si simple soit-il, en a une notion plus ou moins claire. Que cette modification, de par sa répétition, devienne stable, cette notion disparaîtra, le mouvement, l'acte, le réflexe deviendra automatique.

A mesure que se fait le développement, c'est-à-dire l'évolution de l'organisme, les cellules qui le constituent se différencient, se spécialisent, président chacune à des fonctions différentes.

Chez les êtres où cette différenciation, cette spécialisation a atteint un certain degré, c'est le système nerveux, la cellule nerveuse qui est chargée de mettre l'organisme en rapport avec le monde extérieur, qui est, au plus haut point, excitable. Chez l'homme, cette spécialisation, cette différenciation des fonctions va encore plus loin. La cellule nerveuse, tout en gardant cette propriété primordiale, l'excitabilité, se différencie encore, se spécialise encore, elle préside non plus à une foule de fonctions, mais à une seule, elle devient cellule sensitive, cellule motrice ; elle forme par la suite des centres différents à fonctions distinctes, c'est le centre de la vision, de l'audition, du goût, du tact, du mouvement des différents muscles, des différents membres, et encore plus haut, le centre des fonctions psychiques. Et tous ces centres ne sont pas isolés, ils ont entre eux des connexions multiples, ils sont intimement unis les uns aux autres, de sorte qu'une seule et même excitation, où qu'elle se produise, peut ébranler l'ensemble du névraxe. De là la complexité de plus en plus grande de tous les phénomènes biologiques dont la connaissance peut paraître au-dessus de nos forces. Mais cette différenciation de l'élément nerveux ne se fait pas en bloc, tout d'un coup, elle se fait petit à petit et, sans étudier le développement nerveux de l'homme à travers les siècles, on peut par l'étude du développement particulier de chacun de nous, de l'enfance à l'adulte ou au vieillard, assister à cette évolution, à cette spécialisation des fonctions du système nerveux.

A l'origine de tout mouvement organique se trouve le réflexe simple, c'est-à-dire l'excitation suivie de la réaction. Tous les actes du fœtus, de l'enfant sont des réflexes. Toute excitation périphérique produit un mouvement. Mais il faut admettre que la première fois que se produit ce réflexe, l'ébranlement nerveux imprime aux éléments constituants du neurone, une modification de ses molécules constitutives telle que l'ensemble de l'organisme en est averti, qu'il a la perception plus ou moins obscure de cette modification, qu'il y a dans cet acte, aussi simple soit-il, une part de conscience, conscience obscure, embryonnaire, conscience en soi qui ne l'est pas, qui ne peut l'être pour l'individu, le Moi qui n'est pas, qui ne peut être encore formé.

Par la répétition de l'excitation, le nouvel état des éléments nerveux, déterminé par l'ébranlement périphérique, devient fixe, stable, il n'y a plus de modification perceptible, l'acte, le réflexe devient plus facile, plus rapide, puisque l'excitation ne rencontre plus d'opposition de l'élément nerveux ; l'acte, le mouvement se fait d'une façon automatique (1). Nous dirions volontiers que la cellule primitive est constituée par des molécules qui sont maintenues en place les unes vis-à-vis des autres par une certaine force, que la cellule nerveuse a une tension qui lui est propre, et que c'est la différence de tension entre l'excitation et les molécules cellulaires qui produit la perception, ce que nous avons appelé la conscience en soi du phénomène nouveau dont l'élément nerveux est le siège. Par la répétition de l'excitation les deux tensions tendent à s'équilibrer, le passage de l'excitation à l'acte se fait tout seul automatiquement.

À mesure que se développent les prolongements cellulaires, à mesure que se myélinisent les cylindraxes des cellules nerveuses, l'excitation périphérique sera transmise à une chaîne plus ou moins longue de cellules qui, de par l'ébranlement nerveux, subiront une modification d'autant plus stable que l'exécution se répètera : il y aura là un emmagasinement, une fixation de l'excitation donnée de sorte que sous l'influence d'une autre excitation, la première sera réveillée, et de la mise en présence de ces deux excitations naîtra un mouvement, un acte approprié, en rapport avec la résultante de ces deux facteurs. C'est du choc de ces deux impressions que naîtra la sensation, c'est-à-dire, la perception consciente de l'excitation, dont la nature, la qualité pourra être jugée. Mais cette sensation est encore rudimentaire, cette conscience qui s'éveille n'est pas encore complète, c'est un degré de

(1) Soury. — Système nerveux central (fonction du protoplasma), Paris.

plus de ce que nous avons vu se passer dans le réflexe simple, ce n'est pas encore la conscience, c'est ce que nous
pouvons appeler la subconscience.

Supposons maintenant que le développement cérébral
ait atteint un complet développement, c'est-à-dire que
toutes les connexions nerveuses soient établies, une excitation périphérique étant donnée, celle-ci sera transmise
à un nombre plus ou moins grand d'éléments nerveux,
éveillera par conséquent une série d'impressions homogènes ou hétérogènes, et de toutes ces impressions naîtra la sensation vraie, réelle de l'excitation donnée. Pre-
nons un exemple pour fixer les idées : un enfant voit une
cloche, il a d'abord une impression visuelle et pas davantage ; à mesure que les connexions nerveuses s'établis-
sent, cet objet qu'il voit prend des formes, des contours,
il occupe dans l'espace une certaine forme, une certaine
étendue. On fait sonner cette cloche, il entend un son,
puis il arrivera à différencier ce son ; enfin, qu'on pro-
nonce le mot cloche devant lui, il aura une impression
auditive qui, associée aux autres primitivement perçues,
éveillera, alors que l'objet ne sera plus devant lui, une
série d'images visuelles, auditives, qui lui donneront la
représentation mentale, consciente de la cloche.

Il en est de même pour les phénomènes intellectuels :
une idée qui n'est autre, en dernière analyse, qu'une excitation périphérique, éveille des images, des idées, des
concepts primitivement acquis, et c'est de l'ensemble de
toutes ces images, ces idées, ces concepts, que résulte
une idée nouvelle, une pensée, un jugement.

Nous voyons donc que tous les phénomènes qui constituent la vie peuvent se ramener à la sensation. Plus le
développement cérébral est grand, plus la sensation est

complète, et nous appelons conscience cette opération psychique dont nous ignorons la nature, par laquelle une sensation est perçue, c'est-à-dire éveille en nous des images, des idées, des concepts. Et comme nous pouvons le voir, la Conscience ainsi comprise n'est pas une, elle est le résultat de consciences partielles, de ce que nous avons appelé la subconscience. Tout acte, quel qu'il soit, même le réflexe le plus simple, implique un certain degré de conscience, et c'est à mesure que les réflexes deviennent de plus en plus complexes, que les sensations sont de plus en plus nombreuses, que la conscience s'affirme. En d'autres termes, la conscience implique le fonctionnement d'un nombre de plus en plus grand de centres cérébraux; la subconscience n'est autre que le résultat du fonctionnement d'un nombre limité de ces centres. Ainsi comprise, la conscience n'ajoute rien ni n'enlève rien aux processus tout mécaniques des réflexes.

La conscience est ainsi fonction des sensations, mais à mesure qu'elle se développe, l'être se distingue peu à peu de la foule dans laquelle il était confondu; sa personnalité, son Moi s'accuse, s'affirme et s'impose. Comme la conscience qui est son substratum psychique, le Moi est fonction des sensations, la personnalité n'est pas une entité préformée et invariable, c'est une succession d'états psychologiques, en rapport avec des états de conscience qui, eux, varient, se transforment, évoluent, comme un être instable, dont tous les actes physiques ou psychiques sont sous la dépendance la plus étroite de ses sensations, c'est-à-dire en dernière analyse, de sa Sensibilité, qui est le primum movens de tous les actes psychiques, conscients ou subconscients.

Qui de nous ne peut observer sur lui-même cette transformation de la personnalité ; un événement quelconque
étant donné, on se comporte vis-à-vis de lui d'une façon
différente, suivant l'âge que l'on a ; c'est-à-dire que nos
actes varient avec nos acquisitions, avec notre développement intellectuel. Nous ne pensons pas à vingt ans de la
même façon qu'à trente ou quarante, à quarante comme
à soixante : c'est que nous ne sentons plus de la même
manière, c'est que nos sensations ne sont plus perçues
de la même façon ; en d'autres termes, que notre conscience, notre Moi ont évolué avec nos acquisitions, qu'ils
se sont transformés.

A côté de l'évolution de l'Espèce, il y a celle de l'individu, c'est-à-dire de tous les organes, de tous les appareils
qui le constituent ; de sorte qu'il n'est un qu'au moment
où on l'envisage. Ses actes, ses pensées, ses idées varient
avec les circonstances, avec le milieu : sa conscience, sa
personnalité se désagrègent et se reconstituent à chaque
instant avec quelque chose de plus ou de moins, qui différencie toujours le Moi, du moment de celui qui l'a précédé
et de celui qui suivra. Mais entre ces états de conscience,
ces Moi successifs qui sont le résultat du fonctionnement
normal de l'organisme, il n'y a que des différences peu
sensibles, et pour peu qu'on y regarde de haut, l'individu
nous apparaît comme une unité inébranlable et inaltérable,
ce qui n'est pas, ce qui ne saurait être, étant donné la
diversité de nos impressions, les changements nouveaux
de texture, de composition des éléments qui nous constituent.

Nous pouvons dire, en résumé, que les phénomènes
psychiques, comme les phénomènes organiques sont

soumis aux deux lois qui régissent le monde : l'évolution et le transformisme ; que l'être moral, depuis sa conception jusqu'à sa mort, passe par une série de transformations qui ne sont, en dernière analyse, que l'expression des conditions biologiques, de l'élément nerveux.

———

II

Comment se comportent la Conscience, la Personnalité dans le rêve ? Nous savons que la condition primordiale pour que le rêve se produise, est le sommeil. Si nous connaissions l'état de la cellule nerveuse dans le sommeil, il serait facile d'en déduire le mode de production du rêve. Ramond y Cajal, Mathias Duval, ont émis des hypothèses sur la manière d'être des cellules dans le repos.

Cajal fait jouer un grand rôle à la névroglie, qui, par ses contractions pseudopodiques ou par leur relâchement, établirait ou interromprait les connexions entre cellules. Les cellules de névroglie seraient comparables à l'interrupteur électrique.

Mathias Duval fait jouer ce rôle aux prolongements protoplasmiques de la cellule nerveuse elle-même. Ces prolongements seraient doués de mouvements amiboïdes, de sorte que, par leur juxtaposition avec les mêmes prolongements des cellules voisines, ils permettraient le passage du courant nerveux ; par leur rétraction, au contraire, ils interrompraient ce courant. Le sommeil ne serait autre que la rétraction de prolongements protoplasmiques des cellules nerveuses. Ce sont là des hypothèses qui ont été vivement combattues, et rien ne prouve encore leur valeur. Quel que soit d'ailleurs l'état de la cellule nerveuse dans le sommeil, nous savons que le rêve n'est produit que par l'activité de certains centres, alors que les autres sont en repos. Ce sont la mémoire et l'imagination, l'association des idées, qui font tous les frais du rêve. Un souvenir plus ou moins récent, évoqué par une excitation extérieure ou intérieure, éveille d'autres souvenirs, d'autres images, d'autres idées, dont l'ensemble forme un tout plus ou moins cohérent qui constitue le rêve.

Et quelle que soit la richesse, l'abondance des images ainsi évoquées, elles ne sont jamais que l'expression de l'activité d'un nombre limité de centres psychiques.

Aussi, le sujet est-il passif, il assiste plutôt en spectateur qu'en acteur aux phénomènes qui se passent en lui; c'est qu'il ne jouit pas de la plénitude de ses facultés, c'est qu'il est dans l'impossibilité de porter un jugement, d'exercer un contrôle quelconque sur les impressions qu'il ne perçoit que vaguement. C'est ce qu'on exprime en disant que le rêve est Inconscient.

Cependant, nous ne croyons pas qu'il en soit ainsi, nous ne croyons pas que le rêve soit inconscient, c'est-à-dire, automatique, au sens où l'on a l'habitude d'entendre ce mot. Nous avons insisté sur ce point que l'organisme, si simple soit-il, devait toujours avoir une perception, une notion plus ou moins vague, des modifications qui se passent dans son intimité, et nous croyons que cette notion, cette perception, est le premier degré de la Conscience.

Car, dans le rêve, il y a, au moins autant que dans le réflexe le plus simple, ébranlement nerveux.

Une cellule ou un groupe de cellules est excité, c'est-à-dire, subit des modifications de texture, de composition, nous ne savons, qui vont éveiller, susciter un souvenir, une image, une idée, une représentation visuelle, auditive, motrice... Il doit donc y avoir de la part de l'organisme perception de ces modifications.

Il y a là, en d'autres termes, un certain degré de conscience en soi qui ne l'est pas, qui ne peut l'être pour la totalité de l'écorce cérébrale, puisqu'au moment où ces modifications se produisent, la plupart des cellules qui composent cette écorce sont en repos, n'existent pas. C'est cette conscience rudimentaire, crépusculaire, qui est plus que l'inconscience et qui n'est pas encore la Conscience complète, que l'on appelle la subconscience. On peut dire que le rêve est un ensemble de sensations limitées, or, comme toute sensation implique un certain degré de conscience, la subconscience n'est que l'ensemble de ces consciences isolées. Que ces sensations soient plus nombreuses, qu'elles intéressent la totalité de l'écorce cérébrale, la subconscience fera place à la Conscience complète, le rêveur se réveillera, le rêve disparaîtra, ne laissant qu'un souvenir plus ou moins précis.

Que, avant ou pendant le rêve, par l'effet de l'excitabilité normale ou provoquée par une substance quelconque de l'élément nerveux, l'impression soit plus intense, cette impression, cette image évoquée, s'objectivera et l'hallucination sera créée.

Par le mécanisme de l'association, cette hallucination peut en provoquer d'autres, ou seulement des images beaucoup plus vagues qui constitueront un rêve ou s'ajouteront aux éléments primitifs, formant ainsi un tout beaucoup plus intense que le rêve ordinaire, de sorte que le rêveur, alors même qu'il se réveille, reste sous l'impression des sensations éprouvées et, éveillé, continue à poursuivre son rêve, à vivre son rêve. Dans ce cas, les centres excités exercent une action inhibitrice sur tous les autres. Les excitations extérieures ne sont pas, ou peu perçues, la conscience complète ne peut se dégager, il en résulte un état qui n'est autre que le somnambulisme, dont les hystériques nous présentent les plus beaux exemples. Le rêve prolongé, le délire onirique est constitué.

Ces états de rêve, de somnambulisme, sont toujours accompagnés d'un minimum de conscience que nous avons appelé la subconscience. Cette subconscience implique un certain degré de personnalité, un Moi embryonnaire, rudimentaire, résultant de toutes les sensations plus ou moins homogènes qui constituent ces états. L'expression même du rêve si intense, si coordonné soit-il, est la subconscience. Le Moi du rêve est toujours incomplet. Le rêveur alors qu'il vit son rêve, c'est-à-dire qu'il est éveillé et qu'il paraît ne se distinguer de l'être normal que par la bizarrerie de ses idées et de ses actes, n'est pas conscient, n'est plus lui-même : sa personnalité, son Moi s'est obscurci, rapetissé pour ainsi dire, et n'est plus en rapport avec le monde extérieur que par un nombre limité de sensations. Il ne sent plus complètement, sa vie est tronquée, réduite au minimum d'impressions, d'idées, d'actes.

Il n'en va pas de même pour le délire. Le délirant jouit de toutes ses facultés : il vit comme l'être normal par tous ses sens, il est en rapport constant avec le monde extérieur. Mais, chez lui, l'élément nerveux est profondément troublé, altéré ; sous l'influence d'une cause pathologique, la cellule nerveuse a subi des modifications profondes dont nous ignorons la nature, modifications qui la font réagir anormalement sous l'influence de l'excitation. Ces modifications ne se produisent pas en bloc, tout à

coup ; le processus pathologique, quel qu'il soit, inflam-
matoire, dégénératif, procède dans le cerveau comme
dans les autres organes, il se fait lentement et n'atteint
son apogée qu'à un moment plus ou moins éloigné de son
début.

De sorte que le délire qui va être l'expression de l'état
nouveau, pathologique du cerveau, n'apparaîtra pas brus-
quement, mais est précédé de certains signes, de certains
troubles des fonctions psychiques qui sont les prodromes,
les signes précurseurs de la folie. Ces altérations pathologiques peuvent débuter par un centre isolé, de sorte que
sous l'influence d'une excitation périphérique, visuelle par
exemple, la perception sera troublée, l'image formée ne
répondra pas exactement à l'excitation qui l'a fait naître,
il y aura perception fausse d'une excitation vraie, c'est-à-
dire Illusion.

A un point d'altération plus profonde, la cellule nerveuse excitée par une cellule voisine, par exemple, pro-
duira une image, une sensation si vive que l'impression
sera objectivée, l'hallucination sera créée. L'illusion,
l'hallucination peuvent se produire dans le sommeil, et c'est généralement dans le sommeil qu'elles se produisent pour la première fois, car elles s'échappent ainsi au contrôle de la conscience endormie ;
elles s'accompagnent alors d'une série d'images, d'idées
plus ou moins bizarres, en rapport avec l'altération des
centres qui les produisent ; il y a un rêve dont les manifestations sont la preuve, le signe de l'altération du cerveau. Mais éveillé, le sujet, le délirant futur, pourra encore discuter les sensations perçues pendant son sommeil,
il pourra encore dire qu'il a été le jouet d'un rêve. Mais
que les altérations cellulaires s'étendent, se généralisent,

les éléments du rêve ne pourront plus être distingués, le sujet croira à leur réalité, il les interprétera, les jugera non plus comme des erreurs, mais comme des vérités, et désormais, il conformera sa conduite à ses perceptions d'autant plus que ces fausses perceptions, qui jusqu'alors ne se sont manifestées que pendant le sommeil, vont avoir lieu pendant la veille.

A partir de ce moment le délirant continuera à entendre pendant le jour les voix qu'il entendait pendant la nuit, il verra les objets, les fantômes qui agitaient ses nuits, en d'autres termes, il objectivera toutes ses sensations qui n'ont de réel que leur subjectivité, et de ce moment, il ne sera plus le même individu, il se transformera. Sa conscience, son Moi, est déviée, altérée par les sensations nouvelles ; de normal, de physiologique, elle est devenue pathologique. Et la seule chose qui distingue le délirant de l'être normal, ce n'est que l'objectivité de ses sensations; son activité cérébrale, au moins dans la période active du délire, est la même lorsqu'elle n'est pas plus vive. Le délirant pense, conçoit, sent d'une façon aussi intense que l'être physiologique; comme lui, ses nuits sont agitées de rêves qui ont plus ou moins de rapport avec les idées du jour, qui sont plus ou moins cohérents, plus ou moins précis, laissant au moment du réveil un souvenir plus ou moins net.

Ses actes sont coordonnés, s'appliquent à un but déterminé, de sorte qu'en définitive et surtout dans certains délires systématisés, le délirant nous apparaît être, comme on dit dans le langage ordinaire, un être raisonnable.

Voyez, par exemple, ce persécuté qui vous raconte que,

par sa position, il a suscité des jaloux, et parmi eux, ses
meilleurs amis. Il explique comment et pourquoi cette
jalousie a pu naître dans l'esprit de ces envieux, il se
plaint des petites vilenies qu'on lui a faites : puis on ne se
contente plus de le calomnier, on l'accuse de certains actes
contre lesquels proteste son honnêteté, tout son passé.
Il raconte que, paisible, il n'a d'abord prêté qu'une
attention médiocre à tout cela, mais qu'aujourd'hui les
accusations vont si loin qu'il va en finir, en avertissant la
justice.

Qu'y a-t-il là d'anormal ? Qu'y a-t-il qui ne soit pas vrai-
semblable ? Vous pouvez vous y laisser prendre, mais in-
terrogez votre malade à fond, observez-le, et vous ne tar-
derez pas à vous convaincre qu'il est en butte à des
hallucinations, et vous arriverez à les lui faire avouer, à
le surprendre sur le fait.

Voyez ce paralytique général, à peine constatez-vous
chez lui un peu d'affaiblissement de la mémoire, un peu
de tremblement, un certain achoppement de la parole,
mais rien dans ses actes, dans son *habitus*, ne peut révéler encore son affection. Et cependant, durant son sommeil, il a des rêves de satisfaction : il fait des affaires merveilleuses, il gagne beaucoup d'argent, il invente quelque chose qui bouleverse le monde; mais, au réveil, toutes
ces sensations disparaissent, en ne laissant qu'un vague
souvenir. Plus tard ces rêves se précisent, le malade ne
distingue plus leur irréalité, il se lance dans des affaires
qui ne peuvent le mener qu'à la ruine, et cependant il
est content, il croit, il est persuadé qu'il gagne beaucoup
d'argent, qu'il est millionnaire, il prodigue son argent
comme s'il le tirait d'une mine inépuisable ; on le regarde
dans la rue, on a une très grande estime de lui, on rend

hommage à sa valeur, à sa supériorité. Bientôt il sera de grande race, il est noble, prince, roi, sa fortune est incalculable, il ne peut connaître l'étendue de ses domaines, le délire mégalomaniaque est constitué.

Quelle différence y a-t-il entre ce persécuté, ce paralytique général et l'être normal ?

Comme ce dernier, ils vivent, les cellules qui constituent l'écorce cérébrale fonctionnent, ils ont une conscience, une personnalité aussi étendue, aussi grande, mais elles sont altérées, déviées de la normale, en rapport avec les perceptions, les sensations provoquées par l'altération plus ou moins profonde de l'élément nerveux. Ce sont ces sensations fausses, purement subjectives qui transforment la conscience, le Moi, qui font d'un débardeur, un prince, un roi ; d'un heureux, un mélancolique, un persécuté.

Et dans ce nouvel état de conscience, la personnalité de l'individu est aussi entière, aussi vivace que ce qu'elle était dans l'état normal. Cette nouvelle personnalité n'est pas définitive ; elle peut encore se transformer, comme nous le prouve l'évolution de ce délire que M. Magnan a appelé le délire chronique. Dans cet état, l'individu normal devient un persécuté, puis un mégalomaniaque ; de sorte que nous voyons dans l'évolution de ce délire trois personnalités qui se succèdent. C'est que les sensations, qui sont en somme le substratum pathologique du délire, déterminent des états de conscience différents. La conscience, la personnalité, ne sont que des phénomènes surajoutés à la sensation : ce sont des épiphénomènes, et comme tels, ils subissent toutes les variations des sensations mêmes. En sorte que la conscience, la personnalité, ne peuvent exister dans l'espace ; elles n'existent que dans

le temps ; elles sont liées à la sensation dont elles dépendent, et la sensation ne peut exister, n'existe que dans
le temps. La conscience peut ainsi varier à l'infini ; elle
n'a comme limites que celles de la sensation ; la personnalité suit ses variations, elle se transforme indéfiniment,
jusqu'à ce que l'élément nerveux dégénère et meure, alors
elle se désagrège et disparaît ; c'est ce que nous prouve
l'étude de la démence, qui est le terme ultime auquel
aboutit le plus souvent le délire.

Il ne se passe là rien de plus que dans la vie normale.
La conscience, la personnalité, se développent en raison
directe du développement des éléments nerveux ; elles
atteignent comme ceux-ci une apogée, puis, peu à peu,
elles se désagrègent et disparaissent, alors que le cerveau se désorganise, ce qui est le caractère de la vieillesse,
de la démence sénile, terme ultime de l'évolation cérébrale. De sorte que la vie, avec toutes ses manifestations
psychiques, normales et morbides nous apparaît comme
un cercle, où le commencement et la fin se confondent, en
sorte qu'il nous semble être dans le vrai en appliquant à
l'Homme ce principe de mécanique universelle : dans le
monde, rien ne se perd, rien ne se crée, tout se transforme.

La vie psychique ainsi conçue, que deviennent le rêve
et le délire ? Ils nous apparaissent comme des modalités
différentes de l'activité cérébrale, disons le mot, de l'automatisme psychique. En effet, nous croyons l'avoir
démontré, tout se réduit à des réflexes plus ou moins
simples, plus ou moins complexes : la Conscience, la Personnalité ne sont que des phénomènes surajoutés, que
des épiphénomènes des sensations, c'est-à-dire des modifications physiques, chimiques, mécaniques, que l'excita-

tion, cette propriété de tout organisme vivant, fait subir
aux éléments nerveux. Le rêve est l'expression d'une activité cérébrale limitée, d'une série limitée de réflexes. La
conscience du rêve est un minimum de conscience, une
subconscience, de même que sa personnalité est embryonnaire, crépusculaire. Le délire, au contraire, est l'expression d'une activité cérébrale complète mais altérée, profondément troublée, déviée de ses fonctions normales.
La conscience, la personnalité du délire est entière, complète, en rapport avec le fonctionnement anormal des
centres. Il ne saurait donc y avoir influence du rêve sur
le délire ; le rêve ne peut suffire à lui seul à faire éclore
un délire, les analogies entre ces deux états sont de pure
apparence ; lorsque le rêve et le délire apparaissent chez
un même individu, ils ne sont, ils ne peuvent être que la
manifestation d'un état pathologique du cerveau ; le rêve,
lorsqu'il précède le délire, peut être la première manifestation de cet état, mais rien de plus ; il fait prévoir le
délire, il est un prodrome, un signe du trouble de l'élément nerveux, mais il ne peut à lui seul déterminer le
délire. Les caractères du rêve peuvent se retrouver dans
le délire, sans qu'il y ait pour cela relation de cause à
effet. C'est la lésion, le trouble fonctionnel de l'écorce
cérébrale qui est la cause nécessaire et suffisante de ces
manifestations,

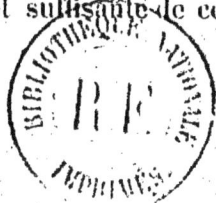

BIBLIOGRAPHIE

ARTIGUES. — Essai sur la valeur séméiologique du rêve. Thèse de Paris, 83-84.

BAILLARGER. — Fragments pour servir à l'histoire des hallucinations. *Revue Médicale,* janvier 1842.

— Sur les hallucinations psycho-sensorielles. *Annales méd. psych ,* t. VII.

— De l'état désigné chez les aliénés sous le nom de stupidité. Paris, 1843.

— De l'influence de l'état intermédiaire à la veille et au sommeil sur la production des hallucinations. *Ann. méd. psych.,* 1845-46, et Mémoire à l'Académie de médecine, t. XII.

— Des hallucinations. Mémoire Acad. de méd., Paris, 1846.

BALL. — Art *Somnambulisme.* In *Diction. encyclop. des sc. méd.*

— Théorie des hallucinations. *Revue scientifique,* 1er mai 1880, 2e série, 9e année, n° 44.

— La morphinomanie : les rêves prolongés, p. 135, et encore, Leçons sur les maladies mentales, p. 156, Paris, 1885.

BALLAT (Gilbert). — Art. *Psychoses. In* traité de médecine de Charcot, Bouchard, Brissaud.

BAUDRY. — Essai sur les hallucinations. Thèse Paris, 1883.

BERTIN. — Art. *Sommeil.* In *Dict. encycl. des sc. méd.*

BINET. — Psychologie du raisonnement. Paris, 1886.

— Les altérations de la personnalité. Paris.

BOILEAU. — Du délire dans les maladies aiguës. Th. Montpellier, 1848.

BRIÈRE DE BOISMONT. — Des hallucinations. Paris, 1845.

BINET et FÉRÉ. — La théorie physiologique des hallucinations. *Revue scientifique,* 17 janvier 1885.

Bérillon (E.). — Auto mutilation survenant sous l'influence de rêves, chez un hystéro-épileptique. *Revue de l'hypnotisme*, mai 1900.

Bloc et Onanoff. — Séméiologie et diagnostic des maladies nerveuses. Paris, 1892.

Cabanis. — Rapport du physique et du moral. 1844.

Calmeil. — De la folie considérée sous le point de vue pathologique, philosophique, historique et judiciaire. Paris, 1845.

Chaillou. — Dissertation sur le délire nerveux. Thèse de Paris, 1833.

Chaslin. — Du rôle du rêve dans l'évolution du délire. Thèse de Paris, 1886-87.

— Du rapport du délire et des hallucinations. *Ann. méd.-psych.*, 1890.

— La confusion mentale primitive. Paris, 1895.

Cullen. — Eléments de médecine pratique, 1787.

Colsenet (E.). — Etude sur la vie inconsciente de l'esprit. Paris, 1880.

Choquet. — Hypnologie ou du sommeil considéré dans l'état de santé et de maladie. Thèse de Paris, 1808.

Christian. — Art. *Hallucination*. In *Dictionn. encycl. des sc. méd.*

Charcot et Magnan. — Inversion du sens génital. *Arch. de neurol.*, n° 7, janv.-fév. 1882.

Chabaneix — Le subconscient chez les artistes, les savants et les écrivains. Paris, 1897.

Debacker. — Des hallucinations et terreurs nocturnes chez les enfants et les adolescents. Thèse de Paris, 1881.

Delage. — Essai sur la théorie du rêve. *Revue scientifique*, 1881.

Delassiauve. — Du diagnostic différentiel de la lypémanie. *Annales méd. psych.*, t. III, 1851.

Delbœuf. — De la prétendue veille somnambulique. *Revue de l'hypnotisme*. Paris, 1887.

— De l'appréciation du temps par les somnambules. *Proceedings of the society for psychical Research*, vol. VIII, 1892.

Descourtis. — Du fractionnement des opérations cérébrales et en particulier de leur dédoublement dans les psychopathies. *Annales méd. psych.*, 1883, t. IX.

Despine. — Théorie physiologique de l'hallucination. *Ann. méd. psych.*, 1881, t. VI.

Devic et Roux. — Contribution à l'étude des troubles intellectuels consécutifs à la fièvre typhoïde. *Province Médicale*, 1896, p. 97.

Double. — Considérations séméiologiques sur les songes. *Journal de médecine*, 1812.

Dupuy. — Etude psycho-physiologique sur le sommeil. *Journ. de méd. de Bordeaux*, 1879.

Durand (De Gros). — Essai de physiologie philosophique. Paris, 1866.

Dagonnet (H.). — Traité des maladies mentales. Paris, 1862.

Ducosté. — Les songes d'attaque des épileptiques. *Journ. de méd. de Bordeaux*, 26 nov. et 3 décembre 1899, n⁰ˢ 48 et 49.

Dechambre. — *Diction. encycl. des sc. méd*, 1881, art. *Songe.*

Dheur. — Les hallucinations volontaires (état hallucinatoire). Paris, 1899.

Esquirol. — Des maladies mentales considérées sous les rapports médical, hygiénique, médico-légal. Paris, 1838.

Escande de Messières. — Les rêves chez les hystériques. Thèse de Bordeaux, 1895-96.

Faure. — Etude sur les rêves morbides. *Arch. gén. de méd.*, 1876.

Féray. — Séméiologie des hallucinations de la vue dans les psychoses. Thèse de Bordeaux, 1896-97.

Féré. — Note sur un cas de paralysie hystérique consécutive à un rêve. Soc. de biol., séance du 20 nov. 1886, bulletin 41.
— Médecine d'imagination. Paris, 1886.
— Des rêves d'accès chez les épileptiques. *Méd. moderne*, 1897.
— Pathologie des émotions. Paris, 1892.

Féré et Mottet. — Somnambulisme partiel. *Ann. méd. psych.*, 1885.

Feyat. — De la constipation et des phénomènes toxiques qu'elle provoque. Etude de pathologie nerveuse et mentale. Thèse de Lyon, 1889-90.

Franck. — Pathologie médicale, t. III, 1838.

Farez (P.). — De la suggestion pendant le sommeil naturel. *Revue de l'hypnotisme*, n⁰ 12.
— Angine de poitrine consécutive à un rêve subconscient. *Arch. de neurologie*, 1899, n⁰ 7, 2ᵉ série.

Fournié (Aurélien). — De l'onirocritie comitiale (les rêves chez les épileptiques). Thèse de Bordeaux, 1899.

Fodéré. — Traité du délire.

— 120 —

Georget. — De la folie. Thèse de Paris, 1820.

Gibert. — La suggestion à l'état de veille. *Ann. de psychiatrie*, 1893.

Goblot. — Sur le souvenir des rêves. *Rev philos.*, 1892, XXXIV.

Graham Little. — The causation of nigth terrors. *Pschiatrics New-York*, 15 oct. 1899, analysé dans *Revue de psychologie clinique et thérapeutique*, décembre 1899.

Hubanel. Des hallucinations. Thèse de Paris, 1839.

Hervey de Saint-Denis. — Les rêves et les moyens de les diriger.

Hack Tucke. — Le corps et l'esprit, 1886.

Julius Nelson. — A study of dreams. *The American Journal of psychology*, may 1888, n° 3.

Janet (P.). — Névroses et idées fixes. Paris, 1898.

— Etat mental des hystériques. Stigmates mentaux. Paris, 1892.

— L'automatisme psychologique. Paris, 1894.

Klippel. — De l'insuffisance hépatique des maladies mentales. De la folie hépatique. *Arch. gén. de médecine*, 1893.

— Du délire des alcooliques. *Mercredi-Médical*, oct. 1893.

— De l'origine hépatique de certains délires des alcooliques. *Ann. méd. psych.*, 1894.

— Art. *Alcoolisme et délire*. In *Manuel de médecine* de Debauve et Achard.

— Délire et auto-intoxication hépatique. *Revue de psychiatrie*, n° 9, sept. 1897.

Klippel et Lopez. — Du rêve et du délire qui lui fait suite dans les infections aiguës. *Revue de psychiatrie*, n° 4, avril 1900.

Klippel et Trénaunay. — Un cas de rêve prolongé d'origine toxi-infectieuse. *Revue de psychiatrie*, n° 6, juin 1900.

— Délire systématisé de rêve à rêve. *Revue de psychiatrie*, n° 4, avril 1901.

Kelle. — Du sommeil et de ses accidents en général et en particulier chez les hystériques et les épileptiques. Thèse de Paris, 1900.

Krafft-Ebing. — Traité clinique de psychiatrie. *Trad. Ed. Laurent.* Paris, 1897.

Lasègue. — Le sommeil. *Études médicales.* Paris, 1894, t. I, p. 428.

— Des manifestations cérébrales de l'alcoolisme. *Études médicales*, t. II.

LASÈGUE. — De l'alcoolisme subaigu. *Archives générales de médecine*, 1868-69.

— Le délire alcoolique n'est pas un délire mais un rêve. *Arch. gén. de médecine*, 1881.

LAUPTS. — Le fonctionnement cérébral pendant le rêve et pendant le sommeil hypnotique. *Annales méd. psych.*, 1895.

LICBAULT. — A travers les états passifs, le sommeil et les rêves. *Revue de l'hypnotisme et de la psychologie physiolog.*, 1893-4, VIII.

LOPEZ. — Du rêve et du délire qui lui fait suite dans les infections aiguës. Thèse de Paris, 1900.

LEGRAND DU SAULLE. — Études médico-légales.

LELUT. — Mémoire sur le sommeil, le songe et le somnambulisme. *Ann. méd. psych.*, 1845, t. I, p. 160.

— Le démon de Socrate, 1836.

LOMBROSO. — L'homme de génie. *Trad. Colonna d'Istria*. Paris, 1889.

LEURET. — Fragments psychologiques sur la folie. Paris, 1834.

LE LORRAIN. — Sur le souvenir des rêves. *Revue philosophique*, t. XLII, 1890.

MOREAU (De la Sarthe). — *Dict. des sciences médicales*. Art. *Rêve*. Paris, 1820.

MARIE DE MANACÉINE. — Le sommeil tiers de notre vie. *Trad. Jaubert*. Paris, 1899.

MAGNAN. — Le délire des dégénérés.

MOREAU (De Tours). — La psychologie morbide dans ses rapports avec la philosophie de l'histoire, ou de l'influence des névropathies sur le dynamisme intellectuel. Paris, 1869.

— Du hachisch et de l'aliénation mentale. *Étude psychologique*, 1845.

— De l'identité de l'état de rêve et de la folie. *Ann. méd. psych.*, 1855, p. 361.

MAURY. — Analogie des phénomènes du rêve et de l'aliénation mentale. *Ann. méd. psych.*, 1853, VI. p. 404.

— Le sommeil et les rêves. Paris, 1878.

MACARIO. — Des hallucinations. *Ann. méd. psych.*, 1843.

— Des rêves considérés sous le rapport physiologique et pathologique. *Ann. méd. psych.*, 1896.

— Du sommeil, des rêves et du somnambulisme dans l'état de santé et dans l'état de maladie. *Ann. méd. psych.*, 1858.

— Des rêves morbides. *Gaz. méd. de Paris*, 1889, n° 8.

MARANDON DE MONTYEL, — La confusion mentale primitive et secondaire. *Gazette des hôpitaux*, nov.-décembre 1897.

MANDSLEY, — La pathologie de l'esprit, *Trad. Germond*. Paris, 1883.

MOTET, — Art. Cauchemar. In *Dict. de médecine et de chirurgie pratiques*.

MAX-SIMON — Le monde des rêves. Paris, 1882.

NODIER. — De quelques phénomènes du sommeil. *Revue de Paris*, fév. 1831.

NORDAU. — Dégénérescence. *Trad. Dietrich.*, 2 vol., 4° édition.

NACKE. — Die Forensische Bedeutung der Traüme. *Arch. für Kriminal anthropologie*. Bd., 12 avril 1900.

— Kritische zum Kapitel der normalen und pathologischen sexualitad. *Arch. für psychiatrie*, 1899.

PROUVOST. — Le délire prophétique. Thèse de Bordeaux. 1896.

PICHON. — Contribution à l'étude des délires oniriques ou délire de rêve, délires infectieux et toxiques. Thèse de Bordeaux, 1896.

PITRES. — Du rôle des phénomènes psychiques inconscients et des rêves dans la pathogénie et la curation des accidents hystériques. *Revue de l'hypnotisme*, nov.-déc. 1894.

REY. — Art. Sommeil. In *Dict. de med. et de chirurgie pratiques*

RICHARDSON. — The physiology of dreams. *The asclepiad*. London, 1892, IX.

RICHIER. — Oneirologie ou dissertation sur les songes considérés dans l'état de maladie. Thèse de Paris, 1816.

RITTI.- Art. Mélancolie. In *Dict. encyclopédique des sciences médicales.*

ROUSSET.—Contribution à l'étude du cauchemar. Thèse de Paris, 1876.

ROUX (Joanny). — Contribution à l'étude du délire des affections fébriles. *Province Médicale*, 1894.

— Les rêves et les délires oniriques. *Province Médicale*, 1898.

ROUSSEAU. — Nature des délires choréiques, Thèse de Bordeaux, 1896.

RÉGIS. — Le délire du rêve chez les vieillards. *Journal de médecine de Bordeaux*, 1895, XXV.

— Les rêves. *La Gironde*. Bordeaux, 31 mai 1890.

— Note sur le délire consécutif aux brûlures graves. Congrès de médecine, Paris, 1900. *Revue de psychologie clinique et thérapeutique*, sept. 1900.

— Les hallucinations oniriques ou du sommeil des dégénérés mystiques. Congrès des médecins aliénistes. Clermont-Ferrand, 1894.

— Note sur les délires d'auto-intoxication et d'infection. *Presse médicale*, 1898.

— Les psychoses d'auto-intoxication, considérations générales. *Arch. de neurologie*, avril 1899.

RÉGIS et LALANNE. — Origine onirique de certains délires dans la paralysie générale progressive. Congrès de médecine mentale. Paris, 1900. *Revue de psychiatrie*, nov. 1900.

RAYMOND et P. JANET. — Névroses et idées fixes. Paris, 1898.

SANTE DE SANCTIS. — Psychoses et rêves. Communication au Congrès de Bruxelles. *Journal de neurologie et d'hypnologie*, 5 et 20 déc. 1897.

— I sogni, studi psicologici e clinici di un alienista. Torino, 1899.

— Sogni e il sonno nill'isterismo e nelle epilepsia. Roma, 1896.

SAUVET. — Rêves. Délire partiel consécutif. *Ann. méd. psych.*, mars 1844.

SAUZE. — De la stupidité. Thèse de Paris, 1852.

SÉGLAS. — Leçons cliniques sur les maladies mentales et nerveuses. Salpétrière, 1888-1894.

— Auto-intoxication et délire. *Presse médicale*, 1898.

SULLY (James). — Les illusions des sens et de l'esprit. Paris, 1882.

SUMMEN. — The physiology of dreaming. Saint-Louis clin., 1895, VIII.

SERGUEYEFF. — Physiologie de la veille et du sommeil, 1890, t. II.

TISSIÉ. — Les rêves. Physiologie et pathologie. Paris, 1898.

— Les aliénés voyageurs. Essai médico-psychologique. Thèse de Bordeaux, 1885.

TAINE. — De l'intelligence, t. II.

THOMAYER et SIMERKA. — La signification de quelques rêves. *Rev. de neurologie*, fév. 1897.

TRENAUNAY. — Le rêve prolongé. Thèse de Paris, 1901.

TOULOUSE. — Psychoses post-infectieuses. *Gazette des hôpitaux*, 1893.

— 124 —

TOURDES. — Art. Sommeil. In *Dict. encyclopédique des sciences médicales.*

VASCHIDE et MEUNIER. — Projection du rêve dans l'état de veille. *Rev. de psychiatrie,* fév. 1901.

VASCHIDE et PIERON. — Prophetic dreams in Greak and Roman antiquity. *The monist.,* janv. 1901.

— Valeur séméiologique du rêve. *Revue scientifique,* 30 mars et 6 avril 1901.

— La psychologie du rêve. Paris, 1902.

VASCHIDE. — Recherches expérimentales sur les rêves. Compte rendu à l'Académie des sciences, 17 juillet 1899.

YONG. — Sommeil normal et pathologique. Paris, 1883.

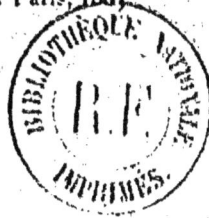

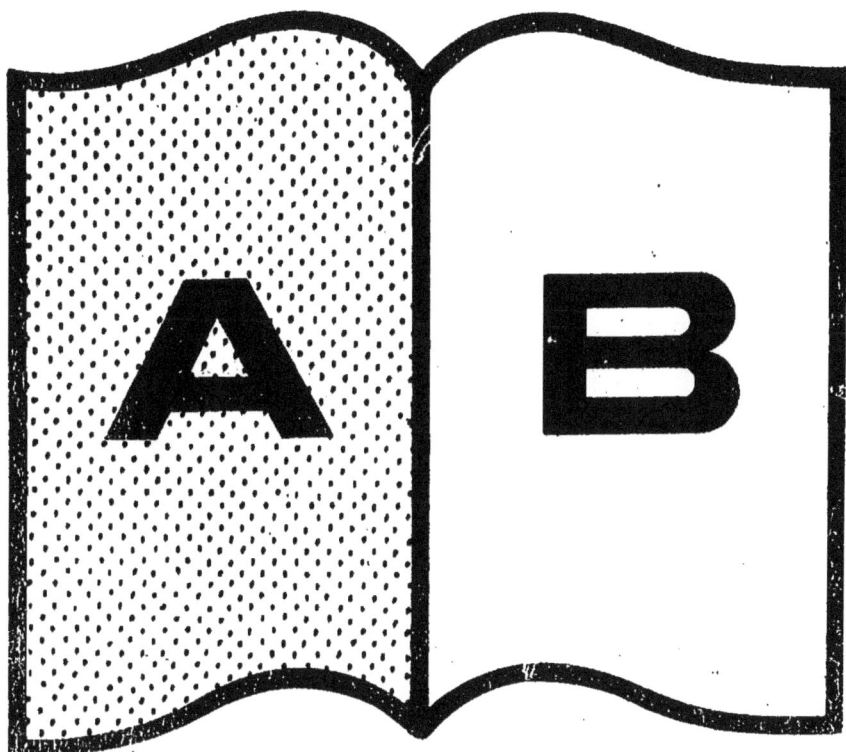

Contraste insuffisant

NF Z 43-120-14